叶舟／著

齐铁雄　白小小／主编

百病生于瘀和堵

三通养生系列丛书

SANTONG
YANGSHENG XILIE CONGSHU

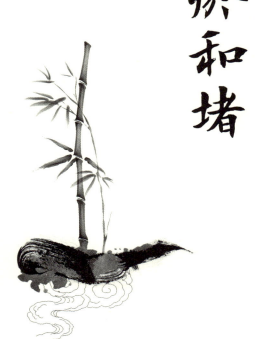

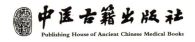
中医古籍出版社
Publishing House of Ancient Chinese Medical Books

图书在版编目（CIP）数据

百病生于瘀和堵 / 叶舟著 . -- 北京：中医古籍出版社，2021.5
（三通养生系列丛书）
ISBN 978-7-5152-1818-2

Ⅰ.①百… Ⅱ.①叶… Ⅲ.①祛瘀—基本知识 Ⅳ.① R242

中国版本图书馆 CIP 数据核字（2018）第 234773 号

百病生于瘀和堵

叶舟◎著

责任编辑	许丽	
封面设计	尚世视觉	
出版发行	中医古籍出版社	
社　　址	北京市东直门内南小街 16 号（100700）	
电　　话	010-64089446（总编室）010-64002949（发行部）	
网　　址	www.zhongyiguji.com.cn	
印　　刷	北京柯蓝博泰印务有限公司	
开　　本	710mm×1000mm　1/16	
印　　张	15	
字　　数	216 千字	
版　　次	2021 年 5 月第 1 版　2021 年 5 月第 1 次印刷	
书　　号	ISBN 978-7-5152-1818-2	
定　　价	68.00 元	

国医大师代序

101岁的邓铁涛谈养生秘诀

其一，养生首先是养德。

古代学者就曾提出"仁者寿"的养生理论。在道德修养与健康养生的关系方面，我国历史上的许多思想家和养生家都把养性和养德放在养生的重要位置，甚至看成是"养生之根"。

唐代孙思邈《千金要方》就强调："性既自善，内外百病皆悉不生，祸乱灾害亦无由作，此养性之大径也。""百行固备，虽绝药饵，足以暇年；德行不克，纵服玉液金丹未能延年。"

世界卫生组织关于健康的新要领其中之一就是提倡首先要把修养纳入健康的范畴。因为健康既涉及体能方面，又涉及人的精神方面，将道德修养作为精神健康的内涵。强调了健康的人，或者希望自己健康的人，要注意自身道德的修养。善良的品行、淡泊的心境，才有利于维持良好的心态，保持心理平衡，健康长寿。

其二，注意养神，调节七情。

心藏神，为一身之主。《素问·灵兰秘典论》指出："主明则下安，以此养生则寿，殁世不殆，以为天下则大昌；主不明则十二官危，使道闭塞而不通，形乃大伤，以此养生则殃，以为天下者，其宗大危。"所以保养心神是养生之要义。要保养心神，首先要重视七情的调节，勿使太过，才能使全身的阴阳得以平衡，达到"正气存内，邪不可干"的境界。

这是养生防病的大前提。中医强调七情内伤是疾病主要病因之一，如过怒则伤肝，情志失节，心情失畅，恼怒与精神紧张，都足以伤肝，可出现肝阳过亢的高血压。肝阳过亢的继续发展，则可以化风、化火而出现中风症候（脑血管意外）。忧思劳倦伤脾或劳心过度伤心，心脾受损，久则可导致痰浊上扰，抑或心脾失养气血失畅而冠心病遂生。

心胸豁达少动怒。所谓"七情"就是喜、怒、忧、思、悲、恐、惊。调节七情要逐步做到心胸豁达，所谓"海纳百川，有容乃大；壁立千仞，无欲则刚"，这样才能保持内心平静。我一生较乐观，爱开玩笑，也很少动怒，"发怒是对自己的惩罚"。

其三，珍惜精气，节制色欲。

《内经》早就指出"醉以入房"的弊端。历代医家也反复强调保养肾精的重要性，如元代朱丹溪的《格致余论》就专门为此撰写了《色欲箴》。肾藏精，为先天之本。精是人体赖以生存的高级精微物质，肾气充足，精充则体健寿长，肾气亏虚，精耗则体衰而不能尽其天年。倘不知爱惜，那么尽管有很好的营养和优越的生活环境，也不能健康长寿。历代帝王的寿命史就可以说明这个问题。据说清代乾隆皇帝之所以长寿（89岁），全靠御医教他"远房闱，习武备"之故。如果只讲习武，不注意保精，长寿也是不可能的。

其四，保护脾胃，饮食有节。

肥甘厚味常为致病之源，过饥过饱易伤脾胃之气。脾胃一伤，则诸病丛生。元代李东垣著《脾胃论》，论述至为深刻。中医素有脾胃为后天之本一说，因此必须注意饮食有节，保护脾胃之气。即便有病，亦宜以食疗之。食疗不愈，然后用药，总以不妨脏腑为贵。

所以"善治病者不如善慎疾，善治药者不如善治食。"许多高龄老人的饮食习惯证明，饮食清淡适时是一个重要因素。现在防治冠心病十分强调少食高胆固醇食物，以免引起动脉硬化，这是有一定道理的，但也不能机械看待。有些人虽然尽量少食或不食这一类食物，但胆固醇仍然很高，这就要靠体育锻炼来帮助解决问题了。

其五是重视运动，勿使过度。

提倡体育运动以增强体质，从而达到却病延年的目的，在我国是古已有之。汉代华佗在论五禽戏时指出："人体欲得劳动，但不当使极耳。动摇则谷气得消，血脉流通，病不得生。"虽说"生命在于运动"，但"不当使极"很重要，这是句带关键性的话，对体弱者来说，尤须予以足够的重视。

运动的种类很多，从传统的角度来看，可分外功与内功两大类型。体操、跑步外加拳术之类，比较使用外劲的运动属外功，五禽戏、太极拳、八段锦之类属内功。

若以强壮身体为目的，则内功、外功均可；如从养生角度来考虑，尤其是对老年人来说，则以内功为好。内功用意不用力，以意为主，以意引气，以气运肢体，不偏不倚，不会伤气耗血。能持之以恒，则气血流畅，体力日健，精神日充，达到健康长寿之目的。

其六，学会打坐，邪不可干。

即通过静坐、入定、冥想等方法使自己获得内心的平静。打坐的要点是：双腿交叉盘坐，上身自然放松，头位正直，自然闭目，含胸拔背，两手置于腹前相互轻握，也可双手自然垂放于两腿上，上半身稍向前倾。舌尖轻抵上腭，自然闭口。坐正后，全身放松。不加意念，约50次呼吸即可。晨起、入睡前或在旅途奔波中都可用此法助安神。练太极拳与八段锦也能使心境平和。

《素问·上古天真论》说："恬淡虚无，真气从之，精神内守，病安从来？"即是说做人要胸怀广阔，不患得患失，使精神经常处于稳定的状态，疾病就不容易发生了。这是养生防病的大前提，是延年益寿的指导思想。这些两千年前的理论是十分正确的，直到今天仍然值得我们重视和继承。

总之，健康是人生最大的财富。一个人拥有健康，未必拥有一切；但是，假如失去健康，必定失去一切。因此，健康既是最寻常的资源，也是最稀缺的资源。

俗话说："自古名医多长寿"。其共同的体会是：饮食有节，起居有序，适度锻炼，动静结合，心胸开阔。希望"国医大师"的养生经验，能让更多人走进健康的殿堂。

是为序！

序言

身体三通法=通经络+通气血+通脏腑

大师谈三通养生哲学

我对古今经验医术进行研究得出,中医谈身体三通的大师、学者、医师很多,各有各的范式、各有各的秘招,都是个人在养生治病方面几十年经验的结晶,都治好了无数病人,都有值得学习的地方。下面我们不妨看看这几位"三通大师"是如何谈养生治病的,而且他们的谈法对于大众来说也听得懂,在养生治病提上日程的今天,我想各位都有必要在此免费听听下面这些大师不同的真知灼见。

大师一:

本草学家尚志钧先生认为,人生在世,如能保持三通,则能健康长寿。三通即:心通、胃通、二便通。

一是心通:即是心情舒畅,保持乐观。遇事想得开,挺得住。人们生活在自然界,必定受到各种因素的影响。所以在成功时不骄傲,失败时不苦恼,平日言行要谨慎,多尊重别人,少些个人欲望,这样不顺心的事就会少些。

二是胃通:就是吃东西不要过饱,饮食量及温度、硬度,以自己能耐受为宜。过量、过冷、过硬的食物,易损伤脾胃,引起肠胃积滞不通。特别是老年人的脾胃虚弱,更要定时定量、细嚼慢咽。古人有"已饥方食,未饱先止"之说,老年人尤应如此。

三是便通:即要保持大、小便通顺,要养成良好的排便习惯。年高便秘之人,多食含纤维素高的食物,保持大便通畅,每晚排大便一次,如大便在肠道停留时间长,有毒物质被吸收,则有损健康。古人云:"肾司二便"。平时注意固肾气,节制房事,就有利于二便通顺。

大师二：

脾胃专家李乾构教授根据自己多年的临床经验，总结了一套三通养生保健法。这三通即大便通、小便通、汗毛孔通。

李教授解释说，健康的人，1～2天大便一次是正常的，但他认为，每天排便1～2次才是最佳的。因为食物经过消化，有用的营养被人体吸收，废物应及时排出体外。人一天三顿饭，食物残渣应该及时排出，否则可能致病。日本是世界上大肠癌发病率最高的国家，究其原因，与该国居民吃蔬菜少、吃纤维素少，过少的纤维不能有效促进肠蠕动，致使粪便在体内停留过久，有害物质吸收多有关。因此，应该多吃蔬菜、粗粮，特别是麦麸，使固体废物及时从大便排出，此为大便通。清晨喝一杯凉开水，适当饮茶，每天保证吃一斤绿色蔬菜，并有意识地吃一点凉拌菜。身体允许情况下，每晚喝上半杯（不足一两）葡萄酒，可使小便顺畅，保持身体水液代谢平衡。

人体代谢产物乳酸如果过多堆积在肌肤里，阻塞毛孔，会使人产生疲惫感，因此就要想法出汗，此为汗毛孔通。通汗毛孔的方法有适当运动、有意识地喝点儿汤、吃一点胡椒、辣椒，也可以洗个热水澡，但洗后一定要用干毛巾擦干身体，出汗以微汗最佳。

另外，李教授建议，食品尽量多样化，荤素以1∶3比例搭配为宜，不能偏食，也不要挑食。每天喝1～2袋奶，增加营养补充钙，但要少吃糖类食物。看李教授容光焕发的样子，我想，他一定是三通保健法的受益者。

大师三：

一通血脉。中医认为，皮肤之健美，很大程度上取决于身体内的气血畅行流通。有气滞血瘀的人，往往会有肌肤粗糙、紫癜、黑斑、面色暗晦等现象，应以活血祛瘀为基本治法。

那么，如何做到"一通"呢？即在医生的指导下选用川芎、白芷、赤芍、丹参、当归、防风等活血化瘀中草药口服。宜选用平和的药物，在医生的指导下长期服用。

二通毛窍。我们知道，皮肤表层的衰老细胞是新生细胞健康成长的障碍，它们阻塞皮脂腺、汗孔，使皮肤粗糙或出现斑点或变得黝黑，呈现凹凸不平。那么，如何做到"二通"呢？可使用剥脱法。古埃及用熟石膏、蜂蜜、燕麦粥调为膏，涂之以面，待膏干后揭去，大量衰老死亡的皮细胞被揭除，皮肤便变得白嫩润泽。不妨一试。

三通大便。经常大便燥结难解的人，皮肤也易干燥、粗糙及早衰等，所以要经常保持大便的通畅。多食蔬菜水果，养成按时排便的习惯，长期便秘者要及时找医生诊治。

此外，防治皮肤干燥、粗糙等，还要注意饮食营养。维生素A有促进上皮生长、保护皮肤的作用，秋季要多吃含维生素A的胡萝卜和绿叶蔬菜、豆类。适当多吃脂肪类、糖类食品，可使皮脂腺分泌量增加。同时禁烟、戒酒，少吃辛辣食品及咖啡、浓茶等，也不宜过多进食甜甘、肥腻、煎炸食品。还要消除由心理、社会等因素造成的紧张刺激，也是预防"流通障碍"的养生之道。

大师四：

自然医学把胃肠通、气血通、经络通、骨骼正三通一正作为主要的保健与治疗手段，正所谓，三通一正百病不生。自然医学让人体的"三通一正"通过食疗、火疗、骨疗等自然原始先进疗法获得健康。

第一通：肠道通——人体90%的疾病与肠道有关。

健康源于均衡的营养，营养的充分吸收依赖消化功能正常，解决健康问题应该从根源上入手，中国传统的养生文化的阴阳五行学说，将消化系统归结为土，而土是其他五行的基础，是自然界润化万物的根本，由此也看出，消化系统乃人体健康的基础，现代生物医学的研究结果也表明几乎所有的健康、长寿都和肠道有关,医学专家指出,人体90%的疾病与肠道有关,大量的毒素发酵引起化学变化,所产生的有害物质侵入各种组织及器官,尤其是号称人体最大的化学工厂——肝脏。使其代谢、灭菌、解毒、进血等功能降低,直接可致人于病态,间接可加速人体的老化——

双歧因子具有以下治疗效果:维护肠道正常细菌菌群平衡,抑制病原菌的生长,防止便秘,下痢和胃肠障碍等;抗肿瘤;在肠道内合成维生素、氨基酸和提高机体对钙离子的吸收;降低血液中胆固醇水平,防治高血压;改善乳制品的耐乳糖性,提高消化率;增强人体免疫机能,预防抗生素的副作用,抗衰老,延年益寿(益菌素)。

第二通:气血通——保持血液干净,血管有弹性。

心脑血管疾病的基本病因是动脉粥样硬化,而引起心脑血管疾病的最直接的原因是高脂血症。当血脂(主要指胆固醇和甘油三酯)超过正常值限时,就称为高脂血症,它是富裕生活带来的恶疾,它对人体的损害是在不知不觉中进行的,并且是全身性的。可怕的是由此引起的一系列心、脑、肾的损害。它的发展步骤是这样的:高脂血症→血管硬化→血压增高→心脑供血不足→心脑血管意外(即中风或冠心病)。冠心病、脑中风、高血压、老年痴呆、糖尿病等老年性心血管疾病都可能合并高脂血症。因此,预防高脂血症和动脉硬化应是我们特别关注的焦点。如果您会使用自己的身体,知道血液的垃圾是怎样来的,血管是怎样没有弹性的,您就会远离心脑血管疾病。

第三通:经络通——人体有多种排毒器官,其中最重要的排毒器官就是血液与经络。如脾经不通,全身肥胖;肾经不通,中间肥胖等,心包经不通,易得痛风等。

一正:骨骼正——骨骼变形或骨骼变形压迫神经能引起多种慢性疾病。且吃药,打针,开刀效果甚微。

人体80%的慢性疾病都因骨骼变形所引起，骨骼支撑着人体，而脊椎神经又是神经系统的中枢，如果骨骼和神经发生障碍，或骨骼变形压迫神经引起障碍，健康就会发生问题，骨骼神经治病在国外虽然已经风行一二百年，在中国还是一个较陌生的领域，中国人是一有病痛就知道吃药、打针或者开刀，而不知去探究病源，找出病理，重点解决。

骨骼变形会压迫神经系统，使由脑部通往身体各器官的神经、脉搏受阻，致使人体机能和细胞失常，各种病痛便由此而生，如颈椎，胸椎上部的脊髓神经障碍，能使面部器官异常。颈部脊椎神经障碍，上肢就会痛、酸、麻。上部胸椎骨位不正，会患心脏病，肺功能失调。

通过上面几位大师、专家的个人独特经验展示，我相信读者已经对什么是三通，主要是哪三通，以及如何打通等都一定有了自己的认识。另外，国内谈三通养生的专家、学者、教授有很多，比如郑翔钧教授就讲得相当不错。

少数人能活到100岁，不是他们活得太长，而是有些人活得太短！活得长除了基因因素之外，当然就与个人长期的养生理念有直接关系了。

会养生，当然能长命百岁啦！我的养生八十年来倡导的都是科学养生，目的是达到人类"不因病而亡、不因老而衰"这么一个理想境界，很多朋友讲了，说我长生不老，这显然做不到！秦始皇、汉武帝都做不到，你我能做到吗？但是，让我们推迟衰老的进程，延缓衰老二十年，这个我有自信，显然是不成问题的。于是，很多朋友便要问我了——怎样才能做到呢？

下面我再来与读者分享一下我研究邓铁涛活到100岁的三通养生经验。

三通养生哲学之身体通

"三通养生哲学之身体通"是吸取中医、藏医和现代医学的精华，经过创新而提出的一套以中医为主体的养生保健理论和方法，我要用前五讲把基本理论讲清楚，系统的方法要在以后的章节中一步一步地告诉大家。

所谓身体三通，我的偏好就是指人体的经络通、气血通、脏腑通。我一向认为气血不足、经络不通、脏腑功能衰弱是身体致病的根本原因。

中医经络学基本理论告诉我们，"气血足，百病除"。只有气血充足，才更有利于全身经络的通畅，有了充足的气血和畅通的经络，人体的脏腑才能得到很好的濡养而使功能强健起来。如果气血、经络、脏腑三者实现了互相之间的动态平衡，才会出现人体真正意义上的健康状态。达到了这样一个健康状态的人，就有了一个非常良好的内部环境和强大的免疫体系，既能够及时清理内部的各种毒素，又足以抵御外来致病因子的侵袭。

反之，如果一个人气血不足、经络不通、脏腑功能衰弱，就破坏了三者的动态平衡或者说造成了严重失衡，由此而形成内部环境的一团混乱和千疮百孔，这样的人可想而知，既没有力量及时清理内部的毒素，更缺乏抵御外来致病因子侵袭的能力，因而，也就成了致病的根本原因。

在经络沟通表里内外，在气血、津液的濡养下，来完成生理功能的一个整体，不要忘了是一个整体，你不要把它分开，着眼整体关系是传统医学和现代医学的根本区别。

我们知道了由经络沟通表里内外，它就像互联网、公路网、输电网一样，把信息、客货、电能输送到各个需要的地方，这就是经络。

中医上说，经络是运行气血、联系脏腑和体表及全身各部的通道，是人体功能的调控系统。经络学也是人体针灸和按摩的基础，是中医学的重要组成部分。经络学说是祖国医学基础理论的核心之一，源于远古，服务当今。在两千多年的医学长河中，一直为保障中华民族的健康发挥着重要的作用。

可见，经络在人体中非常重要。经络作为运行气血的通道，我们把它比作地面的高速公路、空中的飞机航线，是重要的通道。经和络是截然不同的，经在人体深处，而且一般是纵向的，就像一棵大树的树干；络呢？络在体表，它是干什么的？同样是运行气血的通道，传达你的信息、能量，它相当于树的枝，密密麻麻，无处不在，如果用现代医学的观点，我可以把它囊括为神经系统、循环系统和内分泌系统，整个都可以包括在内。

经络学说是我国古代的伟大发明，它是我们人体中一个无形的调度、控制系统，在人们不知不觉之间控制和决定着人体的健康。经络失去控制是形成疾病的根本原因，而疾病的痊愈或康复则是经络调控作用的结果。

《黄帝内经》中说：经脉者，所以行气血、营阴阳、决死生、处百病，调虚实，不可不通。也就是说生命是否存在，决定于经络。疾病之所以发生，是由于经络出了问题；疾病之所以能够治疗，也是由于经络的作用。

人身上的经络，到底是干什么的？

四句话，经络在您的身体里边，所起的作用。

第一句是行血气。行血气，在经络这条线里边有血和气运行，行血气。

第二句话就是营阴阳，当然这个阴阳比较抽象，咱们学西医的对这方面的意思也还能很好地理解，营阴阳说白了就是给您治病，使您全身各个系统的功能都达到平衡，不能紊乱，咱们现在不是讲和谐嘛？实际上，是经络系统使您全身的各个系统和谐起来，营阴阳。

第三句话就是决死生。这是《黄帝内经》的原话，经络在您的身体里边，决定您的生命到底存在不存在。

第四句话是处百病。这和我们养生保健是密切相关了，说真正要想您的身体好，身体健康，能够健康能够快乐，或者是说，治疗疾病，要靠经络系统，他有决死生、处百病的作用，跟您说，作为医务工作者，我们要是不知道这几句话，实际上就是说，您没有完成您自己的工作。尽管我们现在的各行各业都是在自己努力，特别是我们医务界，西医界也是作了很大贡献，我们中医更是这样。从古至今几千年来就是给咱们中国人防病治病，但是把这个经络提到这么高的位置，还是咱们祖先提出来的。

"行血气，营阴阳，决死生，处百病"共四句话，12个字。实际上这12个字，就概括了经络在人体里边到底有什么作用，咱们现在说白了吧，全管。

一句话，"全管"。特别是有病的人，你要想你的病治好，不去靠经络，你的病就治不好。经络这么重要的东西，我们现在的西医界，却基本上不相信这四句话。

其次讲，气是什么？

人体最基本的物质，由肾中的精气、脾胃吸收运化水谷之气和肺吸入的空气几部分结合而成。《素问·五藏别论》说："所谓五藏者，藏精气而不泻也。"

百病生于气，凡人生病，都是阳气不足的结果，阳气若足，断无生病之理。如有人得了过敏性鼻炎，什么原因？追根求源也是因为阳气不足，正如楼层太高，水压不足，水泵泵不上去，故缺水。鼻炎亦是如此。

我们分别来看看这些气的运动不规律通常会对人体产生什么影响：

"气滞"就是气的运动不畅，出现的最典型的症状就是胀痛。根据气滞的部位不同，出现的胀痛部位也就不同了。说个我们最头痛的毛病吧，月经引起的小腹胀痛，是不是痛的时候还会有大便的感觉？这是典型的气滞引起的妇科疾病，气和血往往是联系在一起的，气滞往往会有血瘀堵的情况，下次讲"血"的时候再具体讲，这里不展开了。

"气郁"指的是气集聚在内，不能通行周身。如果气郁结在内，不能正常运动，我们人体脏腑的运转，物质的运输和排泄都会出现一定程度的障碍。像女生冬天经常会感到手脚冰冷，其实就是气运行不畅所导致的，所以，冬天一定要多吃多运动才能保证气血的正常运行。

"气逆"指的是体内上升太过、下降不及给人体造成的疾病。气在人体中的运动是有升降的，上升作用能保证将体内的营养物质运输到头面，维持各脏器在体内的位置；下降则是使进入人体的物质能自上而下依次传递，并能将各种代谢物向下汇集，通过大小便排出体外。如果上升作用过强就会出现头部过度充血出现头晕头胀，面红目赤，甚至昏迷、半身瘫痪、口角歪斜等症，下降作用过弱则会出现饮食传递失常，出现泛酸、恶心、呕吐、咳嗽等症。

"气陷"和上面那个正好相反，上升不足或下降太过！上升不足则会导致头部缺血缺氧或脏腑不能固定在原来的位置出现头晕、健忘、眼前发黑、精神不振等症；下降太过则会导致食物的传递过快或代谢物的过度排出，从而出现腹泻、小便频数等症。

上面讲了人体的重要物质气，那接下来就不得不讲一讲"血"。

那么，血又是什么？

《四圣心源》说："水谷入胃，脾阳磨化，渣滓下传，而为粪溺，精华上奉，而变气血。""水入于经，其血乃成。"（《脾胃论·用药宜忌论》）

食物进入胃经过消化分解成为支持生命新陈代谢的重要原料、营养物质，即为津液，津液经络渗入血脉之中，成为化生血液的基本成分之一。津液使血液充盈，并濡养和滑利血脉，而血液环流不息。故曰：

"中焦出气如露，上注溪谷，而渗孙脉，津液和调，变化而赤为血"。（《灵枢·痈疽》）

注意，这里讲的血可不是西医概念上的血（中西医差别之大），中医上讲的血仅概括了血液中红细胞的功能。（现代医学的血液包括了红细胞、白细胞以及血小板，可能这里的很多人都不知道血液的构成，特别说明一下）明确了这点，我们就可以看看血在人体中的作用了。

血对人体最重要的作用就是滋养，它携带的营养成分和氧气是人体各组织器官进行生命活动的物质基础。（算上上面的，已经出现了4个人体基础物质：元阴、元阳、由它们产生的气以及这里提到的血）血对女人来说更加重要了，血充足，则人面色红润，肌肤饱满丰盈，毛发润滑有光泽，精神饱满感觉灵敏活动也灵活。因为血是将气的效能传递到全身各器脏的最好载体，所以中医上又称"血为气之母"，又称"血能载气"。

血的生成和以下两个因素密切相关，也就是说补血可以从这两方面入手：

一是脾胃的运化功能；二是气的充足程度。

脾胃是我们机体消化吸收饮食的重要器官，也是血液生成的物质来源。因此，在中医上有"脾生血"的说法，也就是说补脾是养血的关键。市面上补血的药品、养生产品很多，选择对自身身体最好的，没有副作用，易吸收的才是关键。

气可以携带效能到达各脏器，因此气充足是人体造血器官正常工作的前提条件。中医上称"气能生血"，也就是说如果血虚则先应补气。如果血亏损或者运行失常就会导致各种不适，比如失眠、健忘、烦躁、惊悸、昏迷等等。长此以往必将导致更严重的疾病。

最后讲，什么是五脏六腑？

脏，包括心、肝、脾、肺、肾五个器官（五脏），主要指胸腹腔中内部组织充实的一些器官，它们的共同功能是贮藏精气。精气是指能充养脏腑、维持生命活动不可缺少的营养物质。腑，包括胆、胃、大肠、小肠、膀胱、三焦六个器官（六腑），大多是指胸腹腔内一些中空有腔的器官，它们具有消化食物，吸收营养、排泄糟粕的功能。除此之外，还有"奇恒之腑"，指的是在五脏六腑之外，生理功能方面不同于一般腑的一类器官，包括脑、髓、骨、脉、女子胞等。应当指出的是，中医学里的脏腑，除了指解剖的实质脏器官，更重要的是对人体生理功能和病理变化的概括。因此虽然与现代医学里的脏器名称大多相同，但其概念、功能却不完全一致，所以不能把两者等同起来。

五脏之间，最核心的是它们有着相互依赖、相互制约的关系。六腑之间也必须相互协调，才能共同完成诸如饮食的消化吸收、津液的输布、废物的排泄、气机的生发运转等一系列过程。经络不仅对联络人体周身组织、器官起了纽带作用，同时又是输送营养、传递信息的通道，《灵枢·本藏》说："经脉者，所以行气血而营阴阳，濡筋骨，利关节者也。"脏与腑之间通过经脉的络属，以营卫气血的正常运行，实现表里相合。脏腑与体、窍、华、液、志等，也有着相应的联系。

通过以上简单讲解，大家大致了解了什么是经络，什么是气血，什么是脏腑。知道了经络、气血、脏腑它们正常的时候，挺好，各干各的活，异常的时候，就要出现麻烦和问题，我们要知道在正常的时候是如何调整邻里、同事、上下级关系的，在它出现问题的时候，怎样才能把它们的矛盾解除，让它们很好地为人体工作，咱们下一部分再给大家作详细讲解。

上文我讲了脏腑、经络、气血，"三通养生哲学之身体通"强调的是三通，下面我们重点给大家讲解脏腑、经络、气血三者的关系。

我们已经粗略讲了人体总体的构成，经络是运行气血的通道，气血是濡养脏腑的，使脏腑形成功能，就像火车一样，有车头、有火车皮，如果说光有火车头做无效功没有意义，光有车皮，人上了很多，没有车头拉也不行，所以它必须处在一种和谐、平衡的状态，那三通就是强调这一点，大家记住了，我们人体只要做到经络畅通、气血旺盛、脏腑功能强健，您就是健康的人。如果三个方面的任意一个方面出现了问题，掉队了，那么您就是不健康或者是有疾病。

通过我们给大家介绍"三通养生哲学之身体通"的"三通"，知道了"经络畅通、气血旺盛、脏腑功能强健"这三者在生理上是相互影响的，达到这么一个结果，我们人体就健康。相反呢，气血不足、经络不通、脏腑功能减退，那么我们人体就要出现问题，甚至出现衰竭、死亡。

所以，保持一个"气血旺盛、经络畅通、脏腑功能强健"，使它们处在一种平衡的状态，是防病治病、延缓衰老、延年益寿的根本方法。

我们概括一句话叫"气血足，百病除"，这句话，我希望大家一定要记住！您看，现代医学和传统医学它们的思维模式是不一样的，我给大家讲的"三通养生哲学之身体通"是从结果出发，我们只要做到了三通，那么您就会健康长寿！

总之，只要人体的经络气血运行通畅了，各个脏腑各个器官的经络气血运行通畅了，这些呼吸道、消化道、尿道就会运行畅通的。如果各个脏腑经络气血运行不畅就会造成堵塞、闭塞、瘀滞、瘀堵积、痰聚、结核、结石、潴留、梗阻、硬化或钙化，反过来这些疾病又可造成经络不通、气血瘀滞。

所以，各个脏腑器官的经络气血都要畅通无阻，载荷要维持平衡，只有这样我们人体的各个脏腑器官才都能发挥它应有的作用和职能，完成各自的任务和使命，人体这个大机器才能正常运转，才能达到一种健康无疾的状态。

我们的经络畅通无阻了，气血畅通无阻了，呼吸道畅通无阻了，肠胃畅通无阻了，尿道畅通无阻了，我们还会有什么疾痛呢？

"三通养生哲学之身体通"的基本原理我给大家讲了，我想读者们基本上能够听得明白。掌握了"三通养生哲学之身体通"这样一个方法，还是那句话，可以延缓我们的衰老，可以让我们少得病，也可以让患有慢性疾病的朋友很快的充填气血，恢复脏腑功能强健，使我们很快地走到健康的行列中来。

总之，"三通养生哲学之身体通"是一个立体的养生法则，它有理论，有方法，有实践。为了迅速把握本书的精髓，就要记住：一个人只要牢牢把握好一个"通"字，就能实现长命百岁，健康幸福！

目　录

第一章　百病皆因瘀堵，瘀堵则痛 / 001

　　一、疾病的根源在于"瘀堵" / 002

　　二、毒垢淤塞几乎导致了人体的所有疾病 / 021

　　三、瘀堵通常是由这些东西构成的 / 025

　　四、瘀堵究竟从何来呢 / 033

　　五、瘀堵是癌症的罪魁祸首 / 045

　　六、三通祛瘀法彻底打通瘀堵 / 048

　　七、如何从根本上打通瘀堵 / 051

第二章　打通经络，推动气血畅行无阻 / 059

　　一、经络究竟是什么 / 060

　　二、经络不通的原因及表现症状 / 068

　　三、经络不通的巨大危害 / 072

　　四、经络不通怎么办 / 075

　　五、络脉一打通，活上百岁不是梦 / 084

　　六、怎样才知道你的经络已经通了 / 100

第三章　打通气血，推动脏腑运行畅通 / 103

　　一、气血究竟是什么 / 104

　　二、气血不通的症状 / 108

　　三、气不通的危害：百病生于气 / 109

　　四、气血通畅有什么好处 / 116

五、气血不通的根本原因 / 122

六、女人好气色是调理出来的 / 126

七、气血畅通，人生幸福 / 130

第四章 打通脏腑，推动身体和谐运行 / 135

一、脏腑是个小世界，循环通畅才和谐 / 136

二、肠道"堵车"，剧毒正在积累 / 142

三、胃是"国土中心"，好土地最养人 / 157

四、心是身体的国王，心瘀是百病之源 / 162

五、肝是大将军，肝瘀则气郁血瘀 / 167

六、胆是大法官，胆瘀则平衡失调 / 171

七、肺是宰相，肺瘀则湿浊滋生 / 174

八、脾是大总管，脾瘀则痰湿四起 / 178

九、肾是大力士，肾瘀则衰老先至 / 182

第五章 身体通，才是健康快乐的基础 / 189

一、尽早发现你的身体有瘀和堵 / 190

二、告诉你直观地判断身体瘀、堵的程度 / 195

三、通的动力是阳气，养生就是养阳气 / 200

四、疾病的本质是在呐喊"连接"和"爱" / 204

五、自然排瘀疗法：世界上根治疾病最好的方法 / 208

六、疏通瘀堵，才能健康长寿 / 209

七、养生药酒，巧化"瘀" / 210

第一章

百病皆因瘀堵，瘀堵则痛

一、疾病的根源在于"瘀堵"

万病起于结，结是身心灵失衡的体现

我们吃多了上火的东西，可能肠内就会滞堵，排不出去，这是最直观的结，而且这种有形的结，很容易消除掉。我们的血液如果太浓太浓，再加上气压不足，血脂就可能沾在血管壁上，越堆越多，也会形成结，从而使血管内壁越来越小，进一步阻塞血液的通行。

以此类推，我们的七情也会在对应的肌体部位产生结，如：

过喜——产生心结；

过怒——产生肝结；

过悲——产生肺结；

过忧思——产生脾胃结；

过恐惊——产生肾结。

人的情感、情绪和情智等的非正常运行，都会产生结，都会在对应部位产生病结。结是心智、情绪走过的痕迹的形式存在。

正是因为这些结，才成为万病的根源。

最低的结——身体细胞结，如肿瘤；

中间的结——心理结，如七情致结；

最高的结——心灵的结，如信仰致结。

这三个层次的结，在治疗上是有难易度的。

肉体的结——最容易治疗；

心理的结——较难治好；

心灵的结——最难解开！

当人体与自然变化不协调，或者在情感、情绪上受到强烈刺激，又没有及时疏导、调整、释放的话，病气就会在人体内聚集，久而久之，就会形成各种现代医学仪器检测不到的"气结"。

我们每个人身上都会有许多大小不同、硬度不同、形态各异的气结、血结、痰结、废物结等等。这些结就像"隐形杀手"一样潜藏在人体内，当条件俱足、病气聚集到一定程度时，杀手就会现形，从未病转变成已病。

现在我们知道，心灵的虚结和心理的虚结发展到一定程度后就会在肉体对应部位形成肉体有形的实结。

首先，结是从何处开始入侵肉体的呢？

在实体器官的边缘处开始结实，在人体的"城乡"结合部开始扎根、聚积、结果。当边缘地方的实结，成长到一定程度后，便直接向有形实体器官的内部渗透，从而破坏器官的组织功能。

心灵结和心理结当然并非是在身体上乱结，而是有对应的具体部位的。

七情伤五脏六腑，六淫伤五脏六腑，都是有对应的。心灵结、心理结和肉体结在最初并不会使人生病，只有当虚结转化成实结，实结发展到一定程度后才会导致病变。尤其是肉体实结在外伤六淫、饮食、劳逸等恶劣的条件下，才有可能发生病变，转化成疾病。

很多人会突然得病，总误认为病是突然来的，其实不然，所有的病都是潜伏在你身体里很久了的，只是那些潜伏的各种结，如气结、痰结、湿结、寒结、炎结等，没有发展到质变阶段，还不能突变，故没有直接在体内"揭竿造反"。

总之，我们应该知道，万病起于结！

印堂发亮：打开"心结"，健康自然来

著名养生畅销书作者武国忠说，印堂饱满发光的人所谓"运势"好，印堂发暗的人所谓"不走运"，其实这是有医学根据的。

印堂，就是我们两眉之间的那个小区域。这里非常敏感，我们可以用一根手指离着几毫米指着此处，不碰着，这里都会有感觉，时间长了，还会眩晕。印堂为什么如此敏感？因为，印堂这一区域，是人体几个重大经络的汇集之处：足太阳膀胱经起于内眼角，足阳明胃经起于鼻旁，都要经过印堂，任脉也要从印堂正中穿过。我们知道，膀胱经主人一身的阳气，任脉主人一身之阴，胃经多气多血；而且，前额还直接对应于人的足阳明经。不仅印堂，而且包括人的整个前额，都是人体气血情况的一个外在标志。

上医治未病，中医治将病，下医治已病。我作为一名中医师，临床上所治疗的其实全部是"已病"，而且有很多是完全可以避免的"已病"。我与其一个病人一个病人进行治疗，还不如教他们学会如何不生病呢！

所以，我从医几十年的有一个阶段，我暂时离开过心爱的诊室，按照《黄帝内经》的教导，"夫道者，上知天文，下知地理，中知人事，可以长久。此之谓也"。目的就是苦苦寻找一条真正属于古人所说的"大医"的路：我不仅要让病人把已经拧住的气血重新解开，把已经发生的伤痛重新抚平，还要教人们从一开始就别把气血拧住，别让伤害发生。我学习和探索的过程是曲折和艰难的，收获当然也非常丰富。如果要问我最大的心得是什么，我得说："首先你不能让印堂拧住了，无论遇到什么事情，让我们舒展着眉头，眉清目朗地去面对吧！"

人体痛疼、肥胖、疾病的根源究竟是什么

中医提出一个重要理念，十病九淤，是非常符合客观实际的。几千年来，很多中医在大量实践过程中，发现很多疾病都与身体内存在的淤积有关，所以，才总结出以上结论。

邓铁涛八十年的经验认为，人体痛疼、肥胖、疾病的根源就在于"瘀堵"二字。这些淤积，好像空中飘移的小块云彩一样，它们在体液中流动，逐渐沾染垃圾和杂质，同时在某个适合停留的地方静止下来。不断加入同类，形成一种汇集团体，时间久了，发生沉淀和固化。一般来说，这些流动的东西都要找个附着物挂靠，关节的缝隙是最合适的首选。一旦骨头关节缝隙被这种凝固的固体物质填满后，就发生骨质增生或者关节强直现象。如果这些淤积没有固化，黏稠的淤积也会造成局部疼痛。

那么，什么是"瘀堵"？

首先明确瘀和堵的概念：先就血脉谈谈血瘀。血管分为三类，一是动脉血管，二是静脉血管，三是微血管（毛细血管）。毛细血管是连于动脉和静脉之间的互相连接的丝网，毛细血管数量很大遍布全身，壁薄，管径较小，血流很慢，通透性大，其功能是利于血液与组织之间进行物质交换。为了便于理解和想象，毛细血管在身体里之多之重要，与其说人体是"血肉相连"不如说是"血丝相连"。毛细血管很细，是头发丝的1/20，我们所说的"瘀"，主要就是指毛细血管让血液里的垃圾给占满了，不能进行物质交换了，这是我们说的第一个"瘀"。动脉血管和静脉血管里的垃圾粘敷于血管壁，我们也叫"瘀"，这是第二个"瘀"，当慢慢把某一段血管彻底"瘀死"了，就是我们说的"堵"。所以有的情况不好具体分辨清楚，也有二者交叉的情况，在不影响我们判断和调理的情况下，有时候也就不分得这么具体。

我们体内的痰湿、瘀血、食积、水湿、内热、浊气等等这些都是瘀，都会形成堵。

女人脐下三寸之地就是美丽的后花园，问问自己：有没有痛经？有没有包块和瘀堵？已婚女人很难都没有，只要有其一，它们就是皮肤的杀手，用多少化妆品都没有用。

男人身体里有一定的水分且代谢畅通就会身体好、身材好。若水分滞留在体内，人就会显得胖胖的，好像多出一层肉肉，脸圆鼓鼓的，眼皮肿肿的，最可怕的是大腹便便，脑满肠肥，完全一个衰人。

拿西医的说法，就是向身心灵输入了太多的东西而没有能力、时间去消化，而且又不能顺畅排出体外，日积月累就形成了瘀堵，身心灵就不通畅了，随之而来的就是身心灵疾病。

拿肥胖者来说，肥人多痰湿，痰浊既生，或阻于中焦，或流溢五脏六腑，在运行中由于气血不足，逐渐流而不畅，就形成了瘀堵积，越瘀堵积越多，就导致了堵塞，成为身体的障碍，百病就因此而生。

拿气血来说，气血互相维附，气虚则血弱，气滞则血瘀，气陷则血下，气逆则血乱，气温而血滑，气寒而血凝。故治血必调气，气和则血宁。

拿六淫来说，暑、热、燥、风为阳邪，容易耗伤津液，灼血动血。如热之所过，血为之凝滞，蓄结痈脓，吐如米粥；王清任说："血受热则煎熬成块。"说来说去，无论是阴邪，还是阳邪，最后都会结瘀而塞，形成疾病。

拿外伤来说，外伤是形成瘀堵血的重要原因，无论是什么形式的外伤，都会使局部气血损伤，血溢于皮下，或筋肉之间，或五脏六腑之间而结瘀血，形成堵塞。

拿高血压来说，血压高，是个表面现象（包括伴随的一些感觉症状），它只是一个外在表象，所以它只是一个症状。那么什么是病因呢？其实，血压高是因为循环系统"瘀堵"了。所以，"瘀堵"才是病。在哪里堵，才是病因所在。

著名中医师陈威生说，我们每个人体内都有瘀，这些瘀无时无刻不在产生。而且瘀会随着气机的升降，潜伏在我们的脏腑经络里，隐蔽在身体组织的空隙中，或者渗溢在肌肤筋骨、皮里膜外，它们在身体里无处不到。这些瘀是疾病滋生的主要原因，如果不将造成疾病的瘀祛除，无论现代医学用什么方法去治疗疾病，都只能是"治标不治本"，疾病依旧会反复发作。

因为，现代医学是西医，西医的主流疗法是西药。我们先看西医的医学思想，西医对病的"病名"，都是以症状来命名。像高血压、糖尿病、失眠等，还有什么"美尼尔综合征""帕金森综合征"。如果想知道你的病是哪里的问题？没人给你讲明白，只管给你解决症状就是了。

我们再看所有西药，全部是对付各种症状的。每种药的包装里都有一份说明书，我们通常关心的，只会看它们有什么疗效。我们都忽视了还有两个内容更重要，一个是该药的药理说明，一个是该药的毒理说明。药理说明是告诉你，这种药是治什么的；你把所有药品的说明书看个遍，全部是消除各种症状的。毒理说明还会告诉你，这种药会有什么毒性（对身体会造成什么伤害）——"毒作用"，另外还会引起其他不良反应——"副作用"。不要说人家没有告诉你，是因为我们没有看。

所以说，现代医学根本不是在治病，而是治症。

像高血压，病因在哪里？不知道，你只管吃药把血压降正常就是了。病好没好？不管。并发症怎么来的？不问。

像糖尿病，病因在哪里？不知道，你只管吃药把血糖降正常就是了。病好没好？不管。并发症怎么来的？不问。

像疼痛病，病因在哪里？不知道，你只管吃药止了疼就是了。不疼，就算病好了。过后再疼怎么办？疼了你就再吃。

像失眠病，病因在哪里？不知道，你只管吃药睡着觉就是了。安眠药就是麻醉神经，一次吃多了能自杀，每天少吃（时间长了）就不中毒了吗？谁管你。

现代医学拿着症状当病治，现代病怎么能治好？由此可见，西医不过是讲究"治愈"疾病，也就是"头痛医头，脚痛医脚"，针对产生病痛的部位来做针对性的治疗，是不可能从根本上治愈疾病的。所以说，现代医学治病，不是越治病越少，而是越治病越多。

因此说"西医治标不治本"，或者叫"治表不治本"，不过是消除症状。当然，如果这些症状应该消除，这也无可厚非。但是，这些症状真的需要消除吗？

症状是什么？人体为什么要出现这些症状呢？

人体不会说话，但如果内部出现问题，它会发出各种"信号"。这些信息是身体向我们表达的一种方式，它是在告诉我们什么，它是在述说着什么。这些症状，就像个不会说话的婴儿，只会用哭闹、表情、动作来表达。我们要健康，就要学会聆听这些"身体的语言"，才能正确地理解它们，才会知道我们应该做什么。

而现代医学呢，把身体的这些信号（症状）当敌人，统统给你消灭。而中医却致力于让疾病"自愈"，中医将人体当成一个整体来治疗，不是着眼于患处，而是从根本上去查找疾病产生的原因，从源头上将病因拔除，然后调整人身的能量动态使之归于平衡的常态，这样，疾病就会自愈了。

因为，疾病的根源就在于"瘀堵"。对于人体三通的不了解，实际上就是因为人们对于自身疾病产生的根源——"瘀堵"的认识极度匮乏。中医将"瘀堵"限定为瘀血，而本书，将瘀堵的概念延伸开来，将影响气血运行的，容易造成体内瘀血的物质都称为瘀。人体由许多管道系统构成，如血管系统、淋巴管系统、胃肠道系统等，只有这些管道系统畅通无阻，人体才能健康。随着年纪的增长，自然环境因素和人自身的新陈代谢使人体内积累了各种各样的垃圾毒素，这些东西简单地说就是瘀，比如说痰湿、浊气、瘀血、食积、水湿、内热等等这些都是瘀，都会形成堵。

我们的健康，取决于各个系统（组织和器官）的工作质量。而我们的寿命呢？则取决于各个系统的使用寿命，而它们的使用寿命则取决于它们的衰老速度，这就是所谓的"木桶效应"。

一个木桶能装多少水，取决于最矮的那个木板之长短。而一个人的寿命，则取决于最早报废的那个系统。一个肝癌患者40多岁就死了，是因为他的肝脏报废了，尽管其他系统还好好的。一个高血压患者30多岁脑血栓死了，是因为他的大脑报废了，尽管其他系统好好的。

所以，我们要想健康长寿，就要关照好身体的每个系统。而影响系统衰老速度的根本原因是什么呢？就是在于微循环的瘀、堵程度和速度。

有人为什么会早死呢？就是说，最早报废的系统，为什么会出现问题呢？就是因为"局部微循环"出现瘀堵了。

人为什么到"七老八十"就会老死？人越老，行动越迟缓，都会有这样的感觉，越来越没劲了，走不动了。到底什么原因呢？就是因为微循环。微循环都是处于身体的外端和远端，这些地方先形成瘀、堵，慢慢再向里蔓延，一般是每年瘀、堵百分之一。人到了五十岁的时候，微循环瘀堵大概达到50%（一半以上），这时候人体开始走向快速衰老。而到了七八十岁的时候，微循环瘀堵到70%~80%，基本只有人体的中间部位循环畅通，四肢和远端的微循环都基本不行了，人的生命也就快到了尽头。

为什么有人能活100多岁？因为他们的微循环能够保持畅通，为什么现在很多人"未老先衰"？是因为他们虽然年轻，但微循环瘀堵得却很严重了。

瘀堵是大多数疾病产生的根本原因，不从根源上去疏通这些瘀堵，只是通过药物去简单治疗疾病的表象，就算一时治愈了，疾病还是会复发，治标不治本。

如果我们能从生活中尽量避免产生瘀堵，或者是在产生瘀堵的时候就及时将它们排出体外，那么疾病就可以得到预防，健康就会常在。这就是本书强调三通养生哲学之身体通的主要原因。

而什么通？通什么？或许很多人都不太清楚。人体是一个大机器，经脉是一条条小管道，相互连通，人体的五脏六腑、四肢百骸、五官九窍、皮肉筋骨的有机配合皆靠经脉的联络沟通，经络将气血运载到身体各个器官，使之正常运转，维持生命运动，使人沿着生长壮老已的生命历程发展。

我们这里所说的通，是指气血精津液沿着各自的经络脉道正常运行至全身而无阻滞，濡养五脏六腑，使人感到精力充沛，精神饱满，感受不到痛苦。而如果这些经络小管道某一处受瘀堵，气血瘀滞，不能流通，立刻会影响到整部机器的正常运转。

"流水不腐"的道理人尽皆知，自然界的河流如果不流动，就会变成一潭死水，滋生细菌散发恶臭。人体内的气血也如同自然界的河流，运行有序，不受阻滞而流速平稳时，人体才能健康，不受疾病困扰。一旦瘀堵，不能及时疏通，久而久之，气滞血瘀形成体内蕴毒，就会使人产生疼痛感。《素问·举痛论》曰："经络流行不止，环周不休，寒气入经则稽迟，泣而不行，客于脉外则血少，客于脉中则气不通，故卒然而痛。"

瘀堵是一切疾病的罪魁祸首

著名中医专家李世兴说，有的人觉得，瘀是体内的垃圾，人人都会有，时刻会产生，就算这次把瘀祛除了，没多久身体还是会自己产生瘀，没什么大不了的，最多引起个小毛小病，造不成什么大破坏，不用太在意。殊不知，水滴石穿，聚沙成塔，再小的瘀堵，如果不引起注意，也会酿成大的悲剧。而瘀最大的危害是什么？引发癌症！在这个谈癌色变的年代，所有的人都对癌战战兢兢，因为一个个鲜活的生命逝去和一个个触目惊心的调查数据不得不让我们对癌症心存恐惧。

气在人体内是按照经络的线路运行的，所以经络是否畅通和癌症有着密切的关系。人体就像一个城市，经络就是这个城市四通八达的道路，气就是运行在各条道路上的汽车等交通工具。如果道路畅通无阻，那么汽车就能正常行驶，城市秩序也就十分正常。可是如果道路出现拥堵甚至车祸，那么汽车就不能正常运行，如果不加治理，这条路就会成为一条"死路"，如果多个地方出现这种情况，那么整个城市的交通就可能陷入瘫痪的状态。如果这种情况发生在人体中，人体的某个部位就会出现肿块，如果较为严重的话，就可能是肿瘤。

说到底，那么导致癌症的罪魁祸首究竟是谁呢？没错，就是"瘀"。前人云："癌瘤者，非阴阳正气所结，乃五脏瘀血浊气痰滞而成。"体内存在着气滞、血瘀、痰凝、湿聚等一系列瘀堵，使脏腑功能失调，气血不和，浊邪积聚，进而所变生的一种强烈致病物质，渐渐积累就会变成癌。肝癌、肺癌、胃癌、子宫癌等癌症就是这样产生的。

而无论是何种癌症，都是由于我们体内产生了瘀堵。比如说肝受到了瘀堵，肝气运行不畅，瘀血积聚，时间一久，就变成了肝癌。肺部有瘀堵，肺气损伤，肃降失常，百脉失朝，代谢失司或致肺气上逆而咳嗽咯痰，或肺阴虚损而致干咳，或肝火犯肺而致气逆作咳，最后就会产生癌瘤。

如果瘀堵停留在肾部，肾气运行不畅，肾脉受阻就会产生肾脏肿瘤，甚至引发癌症。而癌症产生后，反过来又会危害脏腑功能，影响气血运行，水津布散，使脉络进一步瘀阻，水湿凝聚，从而产生新的瘀滞痰湿，这样癌毒和瘀滞痰湿等病因互为孳生，形成癌肿特有的复杂性和危害性，癌症严重到了晚期的人，清堵难度很大，清堵不力那就无力回天了。

第一，气血第一种"瘀"——黏滞重浊的痰湿。

一说到痰，人们可能立刻会想到咳嗽堵嗓子眼里的那种黏黏的物质，或者是我们平时吐出的口水。而中医上把痰分为两种——"有形之痰"和"无形之痰"。"有形之痰"主要存在于肺部，即肺部和支气管分泌出来的黏液，也就是我们平常咳嗽吐出的痰涎，也称为"外痰"。一般来说，健康的人痰很少，只是我们的身体为了保持呼吸道湿润而分泌的少量黏液，但是当我们生病时，呼吸道发生炎症或者是主呼吸的肺出了问题，呼吸道就会分泌更多的痰量，而痰的性质也会发生变化，可以由黏痰变成黄脓痰。

我们这里说的痰湿，实际上指的是"无形之痰"。它在人体各个组织、脏器、血液之内，是我们肉眼不能直接看到的。痰湿是由于身体里的水液停滞不化了而导致痰和湿凝聚在一起，它有黏滞、重浊等特点。当人体脏腑阴阳失调，气血津液运化失调，就容易形成痰湿。

痰湿的产生与肺、脾、肾三脏功能有密切的关系。中医认为"气郁生痰""脾虚生痰"，若肺失宣降，津失输布，就会液聚生痰；若脾不健运，湿聚成痰；若肾虚不能制水，水泛为痰。这三脏中，又以脾的功能最重要。脾主运化，为后天之本，我们身体所需要的一切营养物质来源于食物，我们吃东西的时候，食物会经过口，然后运送到胃，还必须经过脾的运化，营养物质才能被运送至五脏六腑、四肢百骸。如果脾运健旺，则脏腑气血充和；若脾运失健，我们胃里积累的食物就不能变成营养物质运送到周身，体内没用的产物排不出去，就会与体内的水混合，腐烂发酵，就成了痰湿。体内痰湿过盛，就容易患冠心病、中风、高脂血症、糖尿病等。痰湿会造成瘀血，那么痰湿和瘀血一结合，就会产生如肿块、乳核、炎性包块等，让人苦不堪言，如果不及时治疗，就会演变成肿瘤，危害我们的生命安全。胖人容易痰湿，体内痰湿太多的人，基本上都会发胖。元代朱丹溪曾提出"肥白人多痰湿"的观点。我们平时说的脂肪，实际上就是痰湿的一种。脂肪是聚积在体内的水湿中的污秽部分凝聚而成的，具有"痰"的污秽、黏滞、稠厚的特征。我们的身体本来很苗条健康，如果腰腹部出现了痰湿，你会觉得腰部像绑上了一个垃圾袋，身体沉甸甸的总是很重，很难受，干什么都觉得费劲。

痰湿导致的疾病：痰湿沉积瘀堵在身体的哪个部位，就会引起哪个部位的疼痛或不适，成为新的致病因子。比如说，痰湿在血管里，就导致血液运行瘀滞，附着在血管壁上的痰湿，相当于我们平时所说的血脂、胆固醇等；痰湿在心部，就会蒙蔽心窍引起神志不清；脾胃中有痰湿，可以阻滞中焦引起恶心厌食；关节中有痰湿，就会引起痛风。体内痰湿过盛的人，很容易患上糖尿病。由于痰湿阻滞中焦脾胃，日久就会化热，耗伤脾胃之阴，接着热邪会进一步向上耗伤肺阴，最后还会伤及肾阴，使人出现多尿，这时，糖尿病就产生了。痰湿还容易引起中风。当痰湿瘀堵在血管中，影响了血液的运行，使血流缓慢，有的细小的血管甚至被痰湿堵住了，血液根本无法流通，这时就容易引起血管阻塞的脑血栓症。痰湿是黏稠的物质，当它附着在血管壁中越积越厚，越积越重，就会使血管弹性逐渐降低，当人受到意外的刺激时，没有了弹性的血管就容易破裂，发生脑出血等脑中风症。体内有痰湿的人，总是容易犯困，没怎么劳动就觉得浑身累，这是因为体内的痰湿阻滞了气机的升降，脾不能将水谷精微布散周身，五脏得不到充养，导致五脏六腑的气血两虚，就会出现困倦、乏力、心悸、胸闷、气短、眩晕、腰酸、嗜睡等一系列症状。

痰湿的饮食注意：祛除痰湿，平时在饮食方面，少吃猪肉、肥鸡、牛奶、甜食、茶饮、酒类等助湿生痰之物，要注意多吃一些健脾利湿、化痰祛痰的食物，如白萝卜、荸荠、紫菜、海蜇、洋葱、薏苡仁、红小豆、蚕豆、包菜等。饮食应以清淡为主，最好少吃甜食、肥肉及黏、油腻的食物，而且千万不能暴饮暴食和进食速度过快，每次吃七分饱为宜，酒类也不宜多饮。还要注意忌口，比如大枣，虽然性温味甘，能补气养血，但易助痰湿，敛外邪，所以痰湿之人应该尽量少吃；枇杷，虽然性凉味甘酸，但多食会助湿生痰，痰湿体质者也不宜吃。其他还有李子、柿子、甲鱼等，最好少食或不食。

第二，气血第二种"瘀"——凝黑失氧的瘀血。

在《说文》中对"瘀"字的解释是"积血也"。《急就篇》中为"瘀，积血之病也"。中医认为"瘀"就是瘀血，我们在这里把瘀的范围扩大化了，只要瘀堵在体内的物质，我们都称为瘀。而所有无论是痰湿、湿热，或者是浊气，瘀堵的最后结果一定是产生瘀血。人体的一切活动都是靠气血的运行来维持，人体就是一个大国家，各个器官就是国家中的城市，而经络就是连接城市与城市的高速公路，气血运送着营养物质通过这些高速公路滋养着全身，让这个国家正常运行。如果某段高速公路产生了堵塞，不管是车祸也好，泥石流也好，最后的结局都是气血运行的通道被阻断，血液不能顺利循环了，营养不能输送，这个国家肯定某个地方就会出问题。《灵枢·脉度篇》说："气之不得无行也，如水之流，如日月之行不休，故阴脉荣其脏，阳脉荣其腑，如环之无端，莫如其纪，终而复始，其流溢之气，内灌脏腑，外濡腠理。"血液则起着滋濡脏腑组织的作用。血液循行在我们身体的脉络之中，在气的推动下，循环无端地滋润着五脏六腑、皮肉筋骨，给我们的身体提供营养。

血瘀导致哪些病？血液循行于血脉之中，由气推动，周流全身，血脉为血液循行的管道，就好像是水沿着水管循流，然后通往各家各户。血液也是如此，气推动着血在血脉中的循环作用永不停留，流淌到身体的各处。血液的正常运行需要气的推动。如果气机出现异常，血液就不能正常循行。比如说，在管道中间堵上了一堆痰湿，气推着血运行到那里就停滞下来了，过不去了，结果血液运行不畅，受到阻滞，或溢出脉外，郁于体内，称之为"瘀血"，或排出体外，则称之为"出血"。不管是瘀血还是出血，都是"离经之血"。瘀血是死的、不流动的血，就是一堆只会腐烂的垃圾。健康的血液是红色的，而瘀血颜色发黑，它是凝固的，遇水不化，停留在身体中，只能给血液循环带来障碍，产生病症。瘀血是产生各种疾病的根本原因，不排泄出来，疾病就好不了。

人体进入老年，都有明显的瘀血存在，例如色素沉着、皮肤粗糙、老年斑的出现、巩膜混浊等等，都是典型的瘀血表现。而老年人常见的疾病如动脉硬化、高血压、冠心病、中风、老年性痴呆、前列腺肥大、颈椎病等都是瘀血深化的体现，也是最常见的导致衰老和致死原因。

第三，气血第三种"瘀"——浓浊厚重的浊气。

浊气，顾名思义，就是体内浓浊、厚重的废气。人以五谷杂粮为食，而肚子内浊气是五谷生化所产生的，所以每个人体内都有浊气。特别是现在物质生活改善了，人们的食物种类非常丰富，我们的肠胃无力运化掉这么多的食物，多余的营养被当作残渣腐化酵解就会产生浊气。浊气中饱含各种毒素，这种浊气如果不能排出体外，就会溶入血液，进入肝、肾脏，产生疾病，或者是停留在身体各处，给气血循环造成瘀堵。

除了食物中的浊气，我们的不良情绪也会转化为有形的浊气，比如说恐惧、悲伤、忧愁、愤怒等等。一生气的时候，我们常说"生了一肚子气"，特别是生闷气的时候，就会发现头晕头疼，肚子胀，老觉得有一股气堵在那里，当你发泄出来了，这种情况就会改善很多。浊气从根源上来讲是由情志诱发而起的，不良的情绪虽然看似无形，但最后都会变成有形的浊气来伤害你。有的人喜欢生闷气，我们知道怒伤肝，一生气不发泄出来，那些气只能停滞在脏腑之间，形成浊气，而且浊气不仅在肝里存着，还会蔓延到肠胃中、血管里，结果导致血液流动缓慢，瘀血就形成了。

浊气在身体里就像一个大坑，它堵在了经络某处，血液循环到那里时，过不去了，停滞在那个大坑里不动了，结果成为瘀血，产生了细菌病毒。有的人说通就是通瘀血，把瘀血祛除了就通了，实际上，瘀血祛除了，浊气不除，等于那个大坑还在原处没动，这批瘀血清除了，新的血液流过来，还会瘀积成新的瘀血。当气滞血瘀越来越严重，在体内郁结成块，就变成了肿瘤。所以说，唯一的治疗办法，就是把大坑给填平了，也就是说把体内的浊气给排出来，没有了瘀堵血液的东西，身体的血液循环自然也就顺畅了。哪些人浊气重？仔细观察，我们不难发现，女性要比男性更容易长斑。很多女同志化妆品没少用，面膜没少买，可脸上的斑还是此起彼伏，永远消不掉。而很多男同志从来就是一块香皂从头洗到脚，什么化妆品也不抹，脸上反而很干净。这是为什么呢？其实脸上的斑，大多是因为体内浊气造成的，这些污浊的气体在体内停留或者乱窜，没有排出来的通道，造成体内多处瘀血，表现在外表，自然就是一点点像"苍蝇屎"一样的斑点了。排掉这些浊气有一个很有效的办法，那就是打嗝和放屁。女同志都好面子，觉得打嗝和放屁是一种非常不体面的行为，女同志一听到有人放屁，一般都会皱着眉头，小嘴一撇，抱怨一声："没道德，污染空气。"这放屁很自然的生理现象都被女同志们上升到道德人格层面了，可这浊气在体内不排出来，污染的可就是自己的身体了。女同志们打嗝了就用手捂住嘴，本来可以出来的浊气又从嘴回到了体内，想放屁了也使劲忍着，硬生生把那些又湿又臭的污浊气体又憋回体内了。这样一来断了浊气排出的通道，浊气只能在体内积攒，脸上又怎么能干净清爽呢？而男同志对打嗝放屁倒是看得很开，该放的时候就放，将浊气排出，顿时觉得十分痛快，身体也轻松许多。结果，看看身边的男同志，有几个脸上有斑的？所以，女同志们，为了自己的身体健康，也为了自己的美丽容颜，千万不要为了所谓的面子而去违逆身体自然的需要，打嗝和放屁就是一种排毒的好方法。一说排毒，人们立刻想到宿便，实际上浊气也是毒的一种。浊气不除，你体内的垃圾也得不到清除。浊气堵在肠道里了，你会发现排便也不容易了，这是因为浊气阻碍了血液循环，血液循环慢下来了，肠道就没有力气把垃圾排出体外，就容易形成便秘。正所谓"气不畅则血不流，血不流则水不通，水不通则毒不排"，便秘的人，吃一些通便的药，排便时先放几个屁，把浊气去掉了，然后再排出一些污水，自然就能通便了。

第四，气血第四种"瘀"——潮腻的湿热。

"湿"我们知道肯定是指水湿，湿分为内湿和外湿。外湿指空气潮湿、环境潮湿，如淋雨、居处潮湿等，外在湿气会侵犯人体而致病。内湿是指消化系统运作失宜，对水在体内的流动失控以致津液停聚而形成内湿。水是人体不可缺少的东西，我们喝的水，经过脾胃的运化，肺的肃降，上下循环，水的精华便滋润了整个身体。多余的水分会下输到膀胱，经过膀胱排泄出体外。如果水上下循环的某个环节出了问题，人体内有多余的水分排不出去，就会停留在身体的某处，产生湿。所谓热，则是一种热象。热是因为夏秋季节天热湿重，湿与热合并入侵人体，或者是因为体内的湿无法祛除而化成热，因此，湿与热经常是相生相伴的。

湿热是一个什么现象呢？我们举个通俗点的例子。农民们在收获的季节会把收回来的稻谷晒干，加工后就成为我们日常食用的大米。在晒稻谷的时候，最怕的就是突然降雨，来不及收回的稻谷先是被暴晒，再被雨一打湿，我们用手往谷堆里一摸，稻谷又潮湿又热，而这种湿热的稻谷如果不能及时再晾干，很快就会发霉，或者长芽，不能食用了。我们体内的湿热也是一个大的隐患，湿热停留在哪个部位哪个部位就会出现相应的麻烦。如果湿热停留在关节筋脉，就会出现局部肿痛；如果停留在脾胃，就会觉得腹胀、恶心；如果停留在肝胆部位，就会出现肝区胀痛，或者是皮肤暗沉，眼白发黄，而且人的脾气还会变得很暴躁；如果停留在大肠，就会出现腹痛腹泻。湿热体质的人往往有患糖尿病、高血压的危险，所以说，湿热不除，身体就不会健康。

那么如何去判断身体里是否有湿热呢？如果体内湿热过盛，面部就常会出现面垢油光，易生痤疮、粉刺。由于湿热郁蒸，胆气上溢，则会经常感觉口苦口干。湿热内阻，阳气被遏，则总觉得身重困倦。热灼血络，则眼睛红赤。湿热内蕴，则舌质偏红，苔黄腻。大便太干燥或者太湿，都是体内湿热的表现。体内热重于湿，则大便燥结；湿重于热，则大便黏滞，小便短赤。

湿热是如何产生的呢？除了外界环境对人体的影响外，产生湿热最重要的原因还是个人的饮食习惯。湿热最容易出现在脾胃，饮食不节是最容易酿成湿热的原因之一。嗜酒，吃得太饱，或者吃得过于油腻，或者无规律的饮食，都容易伤到脾胃。脾胃受伤，无力去运化食物，肥甘厚味有生湿还有助热的特性，我们吃下去的不能消化的食物和水分，就会瘀滞、湿阻，时间长了，就化成了热。对于体内的湿热，只要平时注意调理，其实是可以得到很大的改善。

总之，病来自瘀，瘀，来自多个方面，七情六欲，风寒暑湿燥火等，都是祸根。清瘀，就是对人体的一种纠偏，对人体环境的改善，每一种病都是由体内适应它的环境所决定的，人体纠偏。疏通经络。平衡阴阳等，其实就是在改变体内的生存环境！病的生存环境改变了。病就好了，或者说病就生不了了。

瘀生百病通出健康。中药经络调理，针灸、泻瘀、拔火罐、刮痧等都是清瘀、排毒的好方法，也是最安全、最简便的一种方法。如火罐，火罐的温热效应能使人体内的湿和热很快地由皮肤透发出来。在背上脊柱两边的穴位叫作背腧穴，背腧穴每一个穴位和我们体内的五脏六腑都是相对应的，因此作用于背腧穴可以治疗相应的脏腑疾病。在这些背腧穴拔罐可以把体内的湿热给吸出来，达到祛风除湿，清热泻火，行气通络的功效。只有明白了"通则不痛，不通则痛"的道理，我们才会有健康的身体！

体内多湿，是现代人的通病

有位中医专家说，体内有湿气，是现代人健康的最大问题。在致病的风、寒、暑、湿、燥、火这"六淫邪气"中，中医最怕湿邪。寒、热都好办，寒则温之，热则寒之；有风咱就祛风，有燥咱就润燥，有暑咱就清暑。然而，有湿呢？那就有点难办了。用燥湿的方法，十有八九会伤了津液，湿邪还是除不去，所以中医里除了燥湿，还有利湿、化湿、渗湿等对付湿邪的方法，方法越多，就意味着这个敌人越难对付。

湿是最容易渗透的。湿邪从来不孤军奋战，总是要与别的邪气狼狈为奸。湿气遇寒则成为寒湿，这就好比冬天的时候，如果气候干燥，不管怎么冷，人都还是能接受的，但如果湿气重，人就很难受了。南方的冬天比北方的冬天更令人难受，就是因为南方湿气比较重，寒湿袭人。湿气遇热则成为湿热，这就好比夏天的桑拿天，又热又湿，让人喘不过气来，明显不如烈日当空、气候干燥的时候来得痛快。湿气遇风则成为风湿，祛风很容易，但一旦成了风湿，就往往是慢性疾病，一时半会儿治不好了。湿气在皮下，就形成肥胖，也是不好处理的健康问题……

有的人，每天早上七点该起床的时候还觉得很困，觉得头上有种东西在裹着，让人打不起精神，或是觉得身上有种东西在包着，让人懒得动弹，那么，不用看舌头，也不用看大便，也能判断他体内湿气很重。中医里讲"湿重如裹"，这种被包裹着的感觉就是身体对湿气的感受，好像穿着一件洗过没干的衬衫似的那么别扭。

　　湿邪是现代人健康的克星，是绝大多数疑难杂症和慢性病的源头或帮凶。只要湿邪少了，一切所谓的现代病都会远离我们，一切恶心、慢性的疾病也会失去存在的倚仗。如何对付湿邪，祛除湿邪，是我以后的文章的核心内容之一。把体内的湿气驱逐出去，一切都没那么恶心了。

百病皆由怠滞生
　　身中之气有怠有不怠也，怠则邪留著而为病，不怠则气默运而潜消。调其怠而使之不怠，治外感内伤诸病无余蕴矣。

　　情志郁结，怒木直升，痰亦随之，堵塞华盖，故治节不行，脉道不利也。但宜宣肺，气行自愈。

　　脾胃乃气机升降之枢纽，脾胃健则气机周流不息，脾胃病则气机滞，诸病丛生。

　　外感温邪或情志内郁化火，炼液为痰。而痰为有形之物，极易阻塞气道，壅滞经络，使枢机失灵，升降失调，故变证百生。

　　清代著名医家王孟英，临证每有出奇制胜之效。他温病宗叶天士、薛生白、吴鞠通，却多创见；杂病法丹溪、喻嘉言、沈尧封，对伤寒多有心得。医理虽博，然其理论中始终贯穿着"运枢机，通经络"的思想，笔者在此浅述之。

　　百病由气生。

　　王孟英的气化枢机理论源于《内经》中有关气机的描述。如《素问·六微旨大论》云："升降出入，无器不有。"又云："非出入则无以生长壮老已，非升降则无以生化收藏。"可见，只有全身各个脏腑的功能协调配合，脏腑气机的升降出入处于相对平衡的状态，才能维持机体的正常生理功能。一旦气在体内运行阻滞，或运行逆乱、升降失调、出入不利，则脏腑、经络、四肢九窍便会发生种种病变。

王孟英深谙经义，并结合自己临证体会，着力发挥，尝云："夫人气以成形耳，法天行健，本无一息之停。而性主疏泄者肝也，职司敷布者肺也，权衡出纳者胃也，运输精微者脾也，咸以气为用也。肝气不疏，则郁而化火；肺气不肃，则津结成痰；胃气不通，则废其容纳；脾气不达，则滞其枢机，一气偏愆，即能成病……不尽乎老少强弱也。以身中之气有愆有不愆也，愆则邪留著而为病，不愆则气默运而潜消。调其愆而使之不愆，治外感内伤诸病无余蕴矣。"（《王孟英医案·胀》）

可见，他认为气机愆滞是百病产生的根源，而"调其愆而使之不愆"则是其治病的根本大法。

调气重在肺与脾胃。

论及"调其愆而使之不愆"之法，王氏着重调理肺和脾胃之气。他说："肺既不主清肃，一身之气皆滞也。"故调理气机，必须宣展肺气。

如沈俊扬令妹，年逾五旬，体素瘦弱，不能寐者数夜，证遂濒危。孟英视之，目张不能阖，泪则常流，口开不能闭，舌不能伸，语难出声，苔黄不渴，饮不下咽，足冷不温，筋瘛而疼，胸膈板闷，溲少便秘，身硬不柔，脉则弦细软涩，重按如无。或疑中暑，或虑虚脱。

孟英曰："身不发热，神又不昏，非中暑也；二便艰涩，咽膈阻闷，非脱证也。殆由情志郁结，怒木直升，痰亦随之，堵塞华盖，故治节不行，脉道不利也。误进补药，其死可必。但宜宣肺，气行自愈。方用紫菀、白前、兜铃、射干、菖蒲、枇杷叶、丝瓜络、白豆蔻。果一剂知，四剂瘳。"（《王孟英医案·郁》）

此案病情危笃，症状错综复杂，而孟英抓住"治节不行"这一主要病机，予以轻淡之品，宣展肺气，清肃气道，使治节之令，肝胆上逆之火，水液凝结之痰，咸得下趋，一身之气得以流通，故获奇效。

观其所用宣肺之品，大多轻清，正如孟英所云："虽轻淡之品，亦可起重症。"此病幸遇明眼，若为俗医所治，必一味蛮补，使气机愈塞，终致不起。

明清之时，温补学说盛行，医者多不审证，只知一味蛮补，孟英深感滥用温补之害，故极力驳斥曰："惟五气外侵，或七情内扰，气机滞塞，疾病乃生。故虽对极虚之人，既病即为虚中有实，总宜按证而施宣通清解之法，一味蛮补，愈阂气机，重者即危，轻者成锢。"可见，孟英反对滥用温补与其气化枢机思想是一脉相承的。

脾胃乃气机升降之枢纽，脾胃健则气机周流不息，脾胃病则气机滞，诸病丛生。孟英认为：脾胃镇中枢而主升清降浊之司，贵乎升降有度，有度则水行，虽有邪客，亦潜消默化，不能留著为病；失度则湿生，不惟有滞升降之机，易招秽浊之邪，留于中焦，乱于脾胃；浊不能降而腹痛呕吐，清不能生而泄泻无噎。

因此，展化宣通脾胃之气是孟英调理全身气机的又一大法。此法在霍乱的治疗上王氏运用最为广泛。

如陈楚珍仲媳，陡患霍乱，急邀孟英治之。云昨夜曾食冷鱼，夜深病作，想由寒重致此，脐间贴以回阳膏而不效。脉之右甚滑数，口渴苔黄。按之胸下坚硬而痛。曰：吐泻虽多，宿食恋膈，非寒证也。以菖蒲、枳实、苏叶、黄连、半夏、竹茹、海蜇、芦菔为方，服之，一剂霍然。（《王孟英医案·霍乱》）

此证虽发病迅速，但王孟英抓住宿食留滞，中焦气机阻滞这一病机关键，祛除病邪，展舒气机，邪气消弥，清升浊降，其乱乃定。

饮食不节，损伤脾胃常是酿病之媒，王氏尝云："肥甘过度，每发痈疽，酒肉充肠，必滋秽浊，熏蒸为火，凝聚成痰，汩没灵性，变生疾病。凡遇时疫流行之际，更为召疾之媒。苟脏腑清虚，素甘淡泊，气机不惟浊壅，邪气不能逗留，虽感六淫，易于解散。惟内浊既甚，疫气易招，同类相求，如胶入漆，治之费力，死者恒多，慎疾之人，毋贪口腹。"（《潜斋医话·慎疾法》）

此外，外感六淫、内伤七情、痰饮瘀血，皆能阻滞气机，然观王氏之医案，以痰热为患者最多。痰热产生之因多源于世人喜食肥甘，滋腻碍胃，津液不化凝结为痰；外感温邪或情志内郁化火，炼液为痰。而痰为有形之物，极易阻塞气道，壅滞经络，使枢机失灵，升降失调，故变证百生。因此，清热化痰以肃清气道宣展气机，是其用药的一大特色。

总之，孟英认为"百病皆由愆滞"而生，而痰热为其最主要病因，"调其愆而使之不愆"是其治疗大法，治疗时当以舒达肺脾胃三脏之气为主。人体气机周流不息，则百病不生，虽有大疾，亦易消散。

二、毒垢淤塞几乎导致了人体的所有疾病

毒垢与疾病

日常生活中，我们从大米里发现机油、石蜡，我们从鸡蛋里发现苏丹红，我们从牛奶里发现三聚氰胺，我们从豆腐腐竹里发现吊白块，我们从火腿里发现敌敌畏，来自水中的海鲜用福尔马林保鲜、用避孕药增肥，在地里长的瓜果蔬菜用催熟剂催熟，养殖场的家禽用激素助长。

食品污染，空气污染，水污染，在这个毒素横行的时代，没有人能逃脱。油脂超标，重金属超标，酸性物质超标，我们人类正快速成为"时代产物"的垃圾桶。现代人体内的毒素，已多的使蛔虫都无法生存。

其实我们每个人都是毒垢的携带者，日积月累，年龄越大毒垢越多，毒垢侵蚀脏、腑破坏了细胞，阻碍了细胞吸收营养和代谢废物的通道，导致头晕、头疼、神疲乏力、失眠多梦、食欲不振、抵抗力下降等各种亚健康的症状。

当今社会，亚健康的人群越来越多，已经成为普遍现象，每个人身上的毒垢就像定时炸弹一样，积累到一定程度就会爆发疾病。就拿心脏来说，毒垢堆在心脏里，心脏负担加重，每跳一下就相当于跳了好几下，很多刚过40的中年人就是因为这个原因过早的患上心脏病。毒垢对人体到底有哪些危害呢？

毒垢在躯干四肢就会腰疼、腿疼、全身疼，毒垢在肌肉皮肤，就会

长瘤、长疮、长癣斑，毒垢在脏腑，就会使五脏发生病变，身体平衡打乱，毒垢在血液就会污染血液，引发心脑血管病变。

脂肪肝、酒精肝、肝硬化、痛风、动脉硬化、高血脂、高血压、中风、偏瘫、冠心病、心律不齐、胸闷气短、乳腺增生、子宫肌瘤、气管炎、老慢支、肺气肿，让我们看看这些熟悉的面孔，王均瑶，均瑶集团创始人前董事长，肠癌去世，享年38岁。张生俞，北京同仁堂股份前董事长，心脏病抢救无效死亡，享年39岁。罗京，中央新闻联播主持人，淋巴癌去世，享年48岁。林黛玉扮演者陈晓旭，乳腺癌去世，享年42岁。影视演员傅彪，肝癌去世，享年42岁。著名笑星、相声表演艺术家侯耀文，心肌梗死猝死，享年59岁。

是谁酿成了这些突如其来的悲剧？究其根源，都是毒垢惹的祸！如何阻止悲剧的继续？

现代医学指出：排除毒垢刻不容缓！

痛是各种疾病的普遍反映

证是各种疾病在人体中的最先反应，诸如心脑疾病、血管疾病、肝胆疾病、外伤、神经系统疾病、肿瘤等，可以说痛是一种最普通的生命现象。那我们为什么会感觉到疼痛？中医常说"通则不痛，痛则不通"。

痛者不通，通者不痛。疼和痛是两个不"通"的概念：疼，急（一般是一次性的），呈现点状或散点状。疼字是病首下面一个"冬"字，意有"寒、冷"侵袭经络所致，乃初病。

痛，一般是按压、触摸才会感到，阵发性、反复性或规律性发作，呈现局部（面状）区域，说明在"经的某一段"或者"络的某一片"形成不通畅。

麻（木），就是疼痛的进一步加重（或叫恶化）。在疼和痛期间，说明还没有彻底堵死。"麻在经，木在络"，就是说经（主线）堵死了，知觉是麻；而络（分网）瘀死了，知觉是木。

经是堵，络是瘀，概念要分清楚。一般是先瘀后堵，先络后经，所以疏通的时候，也是先活络后通经，络不活经是不会通的。

其实大都也是由于管道受阻，造成身体的代谢出了问题所致。要做的工作，也是疏通经络，解决淤堵。

在医学上，疼痛是最常见的症状之一，人的一生不可避免地都会生病，大多疾病首先反应的症状就是疼痛，各种病症疼痛的部位尽管大不相同，但是疼痛的原因，大多都是由于经络瘀堵而造成的。

中医有"通则不痛，通则不痛"的说法，意思是说人的经脉通身体健康，如果经脉不通那么就会引起身体上的一些疼痛或是疾病，所以想要少生病，那么首先要保证经络通畅。

"流水不腐"的道理人尽皆知，自然界的河流如果不流动，就会变成一潭死水，滋生细菌散发恶臭。人体内的气血也如同自然界的河流，运行有序，不受阻滞而流速平稳时，人体才能健康，不受疾病困扰。一旦瘀堵，不能及时疏通，久而久之，气滞血瘀形成体内蕴毒，就会使人产生疼痛感。

人体在正常生理情况下有一套完善的排毒系统，这套排毒系统主要由脏腑、气血和排毒管道组成。我们的五脏六腑本身的功能是完善的，彼此之间是协调的，人体产生瘀，自己就有一套系统将这些瘀排出体外，维持体内的平衡。

比如说，我们的脾胃运化水谷精微，使之成为人体气血生化之源，而运化的过程中，产生的糟粕垃圾，也就是我们说的瘀毒，又通过脾升胃降的推动使之排出体外。而我们人体的排毒管道包括五官九窍、腠理毛孔、经络血脉等体内所有管道系统。管道内产生瘀堵，不管这些瘀堵是人体自己产生的，还是从外界进入体内的，身体都可以通过自己的排毒系统把它们排出体外，使我们的身体不受这些瘀毒的侵害。

但是，人体是个精微的整体，每一个脏腑都相配合才能完成这个艰巨的任务，如果某个脏腑出现了问题，这个平衡被破坏了，体内的瘀过剩过强，将我们的管道堵住了，那么我们的排毒系统就发生了系统功能紊乱，恶性循环，瘀堵越来越多，管道越来越窄，最后造成不通则痛的状况。

在中医理论中，人体的经络就像一个城市中的交通网。它纵横交错，遍布全身，起到联系脏腑、沟通内外气血运行、营养全身、抗御病邪、保卫机体等作用。一旦某处经络不通，就会如交通拥堵、水管堵塞一样，招致诸多麻烦。

《素问·举痛论》曰："经络流行不止，环周不休，寒气入经则稽迟，泣而不行，客于脉外则血少，客于脉中则气不通，故卒然而痛。"

要解决痛症，就必须打通瘀阻。例如，病人到中医院用刺血疗法治疗，选准特定的一些穴位和部位，用针灸进行点刺放血。刚开始几次，医生放血时，流出来的血都是黑色的。随着黑血不断外流，病人没有感到疼痛，反而有一种畅快淋漓的感觉。经过几次治疗后，他基本就可以行走自如了。瘀血被全部清除，经络恢复通畅，气血流通顺畅，痛症自然就好了。

中医认为气血通则不痛，痛则不通。痛经的发病原因是经期或经期前后受到致病因素侵袭，导致冲任二脉气血运行不畅，胞宫血行瘀滞，或冲脉、任脉及胞宫失于温煦，由此引发痛经。其治疗则以活血化瘀，调和气血为原则。

中医认为，人体中最重要的东西是气和血，气血带着精津液沿着人体中的经络脉道正常运行至全身，濡养五脏六腑，而如果体内有瘀，堵在了某处，气血运行受到了阻碍，运行缓慢，甚至停滞不前，血液停滞下来淤积变质，失去生理作用，形成瘀血，瘀血的形成又进一步阻碍了气血的循环，结果身体就会出现麻木、疼痛、肿块、瘀斑、脉沉涩等各种症状，疾病因此而产生了。

人体三通，百病不生，中医养生的最高境界就在于一个"通"字，经络血脉要通畅，运化排泄要通顺，心情气志要通达。

可以说，一个"通"决定了我们的健康。中医的针灸、按摩、推拿、中草药等，只要能祛除病因，止病痛的，就是通法。打通了瘀阻的部位，使经络畅通无阻，疼痛自然就慢慢消失了。

三、瘀堵通常是由这些东西构成的

黏滞重浊的痰湿

在中医看来，我们体内有很多毒素，凡是不能及时排出体外、对我们的身体和精神会产生不良作用的物质都可以称为"毒"，例如痰湿、瘀血、寒气、食积、气郁、上火等。这些毒素堆积在五脏之内，就会加速五脏的衰老，然后由五脏供养的皮肤、筋骨、肌肉、神经也就跟着一起衰老了。虽然毒素深藏，但它们在身体表面还是留下了蛛丝马迹，不同的样貌代表毒素藏在哪里，现在，我们要找出毒素的藏身处，尽快把它赶出身体。

下面我们来讲讲痰湿，痰在医学上的定义，是指肺及支气管等鼻腔以下的呼吸管道的黏膜所分泌、用来把异物排出体外的黏液，特别是经过咳嗽吐出来的分泌。说到"痰"，不是学中医的人往往会想到从口中吐出的"痰"。实际上，中医学中痰的范围非常广泛，包括有形之痰和无形之痰。有形之痰指咳吐而出的痰液。

我们这里说的痰湿，实际上指的是无形之痰。它在人体各个组织、脏器、血液之内，是我们肉眼不能直接看到的。痰湿是由于身体里的水液停滞不化了而导致痰和湿凝聚在一起，它有黏滞、重浊等特点。当人体脏腑阴阳失调，气血津液运化失调，就容易形成痰湿。

下面不妨看看痰湿能导致哪些疾病？

痰湿沉积瘀堵在身体的哪个部位，就会引起哪个部位的疼痛或不适，成为新的致病因子。比如说，痰湿在血管里，就导致血液运行瘀滞，附着在血管壁上的痰湿，相当于我们平时所说的血脂、胆固醇等；痰湿在心部，就会蒙蔽心窍引起神志不清；脾胃中有痰湿，可以阻滞中焦引起恶心厌食；关节中有痰湿，就会引起痛风。

体内痰湿过盛的人，很容易患上糖尿病。由于痰湿阻滞中焦脾胃，日久就会化热，耗伤脾胃之阴，接着热邪会进一步向上耗伤肺阴，最后还会伤及肾阴，使人出现多尿，这时，糖尿病就产生了。痰湿还容易引起中风。当痰湿瘀堵在血管中，影响了血液的运行，使血流缓慢，有的细小的血管甚至被痰湿堵住了，血液根本无法流通，这时就容易引起血管阻塞的脑血栓症。痰湿是黏稠的物质，当它附着在血管壁中越积越厚，越积越重，就会使血管弹性逐渐降低，当人受到意外的刺激时，没有了弹性的血管就容易破裂，发生脑出血等脑中风症。

痰湿表现出来的身体病态有哪些？

体内有痰湿的人，总是容易犯困，没怎么劳动就觉得浑身累，这是因为体内的痰湿阻滞了气机的升降，脾不能将水谷精微布散周身，五脏得不到充养，导致五脏六腑的气血两虚，就会出现困倦、乏力、心悸、胸闷、气短、眩晕、腰酸、嗜睡等一系列症状。

生活越来越方便，交通工具越来越多，生活的环境似乎是越来越舒适，室内有空调，冬暖夏凉，人们似乎忘记了自然环境的规律。出门坐车，就连上下楼的楼梯都由电梯取而代之，有些人甚至就住二楼也要坐电梯。这种好吃懒做的生活习惯，在不自觉中就让人变成了痰湿体质。

痰湿体质可能是人类社会发展到一定程度的结果：为了适应不可遏制的发展，人类迟早要进化出一种适应这种生活方式的体质，于是出现了很多痰湿体质的人。

痰是人体水液代谢出现故障的产物，它的产生主要与肺、脾、肾三脏关系密切，而其中又与脾关系最密切，所以中医有脾为生痰之源、脾不留湿不生痰之说。肺、脾、肾三脏对于调节人体水液代谢非常重要，而现代生活方式就恰恰最伤肺、脾、肾三脏。肺位于胸腔，在五脏中位置最高，肺脏通过呼吸推动水液由上往下畅流全身，是水之上源。看看生活中我们是怎样在不知不觉中让肺脏饱受委屈的，久用电脑，含胸驼背。

任何一个脏器功能的正常行使必须依赖于良好的结构和空间，长期胸廓不舒展致使肺脏不能充分呼吸，再加上长期不运动，结果氧气吸入不够，二氧化碳呼出不充分，呼吸浅，吸进来的空气还是污染的，呼吸的质量很差。氧气少，食物如何充分代谢？二氧化碳多，体内如何不堆积垃圾？这就是为什么不劳作、不运动也会感到很累，会觉得腰酸背痛的原因。

现在一般人餐桌上的是经过深度加工的食品，膏粱厚味、肥甘油腻。中国人的脾胃天生是用来受纳运化五谷杂粮等天然食品的，最怕加工得面目全非的食品和肥甘油腻、膏粱厚味常吃就会消受不起。最后，脾胃怠工，吃喝进来的食物不少化成了半成品造成了痰湿。所以，痰湿体质从外形、指标上看似乎并不缺少能量，多形体庞大肥硕、血糖高、血脂高。

问题是这些能量发挥不了作用，能量的代谢停在了中游，半途而废，滋生疾病。还有暴饮暴食、冰冻寒凉、经常吃减肥药也是脾胃最为害怕的，青少年的痰湿体质多数和这个有关。小时候吃冰冻寒凉的东西太多，会在先天遗传的基础上，促生或加重阳虚、气虚、痰湿、瘀血体质偏颇。痰湿体质、阳虚体质兼夹者，一旦发胖就是中重度肥胖，很不好治。

凡是伤肝胆的习惯都不可避免地会伤脾，因为它们的关系太密切了。所谓的"见肝之病"就"知肝传脾"。经常生气、情志不舒展、不吃早餐、熬夜吃夜宵等都是肝胆最不喜的，肝木克脾土，脾伤则生痰湿。经常熬夜的人，舌象是典型的痰湿壅盛舌象，即舌苔厚腻、久久不退。夜里11点到凌晨1点，是胆经当令的时候，熬夜影响胆气的疏泄，肝胆相照，必然影响到肝脏，进而影响肝及脾。

由肝及脾，慢慢形成痰湿体质，这在中青年女性中较为常见。有的女性越是不开心就越吃，越吃就越胖，越胖就越不想动，想躺想睡，呈现出一派痰湿体质之象。虽然"脾为生痰之源"，但是切不可以忘记"肝木克脾土"，肝才是"罪魁祸首"。

所以，对治痰湿体质一是要多运动，注重饮食调理，更重要的是养好肝脾。

体内痰湿太多的人，多是多吃、少动的一类人群，比较容易出现在先贫后富、先苦后甜、先饿后饱成长经历的企业家、官员、高级知识分子等人群中。痰湿体质的人易感肥胖、高血压、糖尿病、脂肪肝等。

我们知道，大肚腩是痰湿体质最直观的体现，但与此同时，不知道大家注意到没有，糖尿病总是与大肚腩脱不了关系。这个道理很简单，糖尿病患者绝大部分其实就是体内痰湿太多。

情志不畅会加重体内痰湿

《黄帝内经》中有云："夫百病之始生者，皆生于风雨寒暑，清湿喜怒，喜怒不节则伤脏。"人在生气、动怒时，呼吸加快，肺泡扩张，耗氧量加大，肝糖原大量损失，血流加快，血压升高，心跳加速，周身都会处于正常生理机能的失控状态，这对身体的影响非常之大，如果本身是痰湿体质的，还会加重体内的痰，尤其是生闷气，更容易造成体内痰湿瘀堵积。

另外，还有一种情形是有气无处发的窝囊气，这种人外表看起来很有修养，好像从来不发脾气，其实心理经常处于生气或着急的状态，这种人很容易形成"横逆"的气滞，造成十二指肠溃疡或胃溃疡，严重的会造成胃出血。

既然生气这么危害人体的健康，那么，怎样才能做到不生气呢？

事实上，遇事不生气的人少之又少，做到不生气需要日常保养，需要修养身心，开阔心胸，或者寻找一种宗教信仰。当面对人生不如意时，能有更宽广的心胸包容他人的过错，把生气的念头消灭掉，如果生活或工作的环境经常会使自己生气，那就换一个环境。

不过，这种修炼需要日积月累，还有一个应急的措施就是按摩太冲穴。当你生气后，立刻按摩脚背上的太冲穴，可以让上升的肝气往下疏泄。这时这个穴位会很痛，必须反复按摩，直到这个穴位按起来不再痛为止。或者吃一些可以疏泄肺气的食物，如陈皮、山药等，也很有帮助，最简单的消气办法则是用热水泡脚，水温控制在40～42℃，泡的时间则因人而异，最好泡到肩、背出汗，有的人需要半小时，血气低的人有时需要泡两个小时。

凝黑失氧的瘀血

中医认为瘀就是瘀血，我们在这里把瘀的范围扩大化了，只要瘀在体内的物质，我们都称为瘀。而所有无论是痰湿、湿热，或者是浊气，瘀的最后结果一定是产生瘀堵。

人体的一切活动都是靠气血的运行来维持，血液起着滋濡脏腑组织的作用。血液的正常运行需要气的推动。如果气机出现异常，血液就不能正常循行。

血对人体最重要的作用就是滋养，它携带的营养成分和氧气是人体各组织器官进行生命活动的物质基础。它是将气的效能传递到全身各脏器的最好载体，所以中医上又称"血为气之母"，认为"血能载气"。

瘀血是怎样形成的？

血液循行于血脉之中，由气推动，周流全身，血脉为血液循行的管道，就好像是水沿着水管循流，然后通往各家各户。血液也是如此，气推动着血在血脉中的循环作用永不停留，流淌到身体的各处。血液的正常运行需要气的推动。如果气机出现异常，血液就不能正常循行。比如说，在管道中间堵上了一堆痰湿，气推着血运行到那里就停滞下来了，过不去了，结果血液运行不畅，受到阻滞，或溢出脉外，郁于体内，称为"瘀血"，或排出体外，则称为"出血"。不管是瘀血还是出血，都是"离经之血"。瘀血是死的、不流动的血，就是一堆只会腐烂的垃圾。健康的血液是红色的，而瘀血颜色发黑，它是凝固的，遇水不化，停留在身体中，只能给血液循环带来障碍，产生病症。瘀血是产生各种疾病的根本原因，不排泄出来，疾病就好不了。

许多老年人，体内都有明显的瘀血存在，例如色素沉着、皮肤粗糙、老年斑的出现、巩膜混浊等等，都是典型的瘀血表现。而老年人常见的疾病如动脉硬化、高血压、冠心病、中风、老年性痴呆、前列腺肥大、颈椎病等都是瘀血深化的体现，也是最常见的导致衰老和致死原因。

对于普通人，如果血亏损或者运行失常，就会导致各种不适，比如失眠、健忘、烦躁、惊悸、面色无华、月经紊乱等，长此以往必将导致更严重的疾病。

瘀血还会结成斑点，斑的产生就是气血津液不流通，未能畅行全身而郁积在上半身所致，发于脸面为色斑，发于体内则形成囊肿、炎症。

有些人身体较瘦，头发易脱落、肤色暗沉、唇色暗紫、舌呈紫色或有瘀斑、眼眶黯黑、脉象细弱。这种类型的人，有些明明年纪未到就已出现老人斑，有些则常有身上某部分感到疼痛的困扰，如女性生理期时容易痛经，此种疼痛在夜晚会更加严重，都是典型的瘀血表现。

在生活中，我们偶尔会看到这样一些人，在他们的四肢上会暴露出一条条可怕的青筋。事实上，这些所谓的"青筋"并不是什么筋，而是人体内废物积滞过多的产物，这一条条的"青筋"正是我们的静脉血管。而这类青筋暴突的人，可能绝大部分都是气血瘀滞的结果。

人体的血管有静脉和动脉之分，人体通过动脉把心脏的血液输送到全身，通过静脉把血液回收到心脏。当静脉血液回流受阻，压力增高时，青筋常常在人体表面出现凸起、曲张、扭曲变色等。如果身体中有各种瘀血、痰湿、热毒、积滞等生理废物不能排出体外，就会导致全身各个系统都会发生障碍，此时在脸部、腹部、脚部，特别在手掌和手背的青筋就非常明显。所以，青筋就是人体的积滞。身体内的废物积滞越多，青筋就越明显。

在现代社会，许多人不知不觉中体质就变得很差，血液流通也会减慢，如果此时多活动活动手脚，没事时多做做按摩，就可以保证血液流通顺畅。在《黄帝内经》三十六卷一百六十二篇中，《素问》有九篇、《灵枢》有五篇论及按摩。由此也可以看出按摩对养生，尤其是老年人养生的重要性。

瘀血过多的人多吃些活血化瘀的食物。如山楂、韭菜、洋葱、大蒜、桂皮、生姜等适合瘀血过多者冬季吃，如生藕、黑木耳、竹笋、紫皮茄子、魔芋等，适合瘀血者夏天食用；适合瘀血过多的人食用的海产品有螃蟹、海参等。

体内的"三浊"

瘀血之所以能够形成，就是因为人有浊气在身。人体里会有哪些脏东西呢？人们通常认为是宿便。但事实上，人体内还有比宿便更要命的东西——浊气和浊水，它们和宿便一起统称为"三浊"。人体健康的真正杀手是体内的"三浊"，所谓"三浊"，就是浊气、浊水、宿便。

浊气是相对清气来说的，浊气，顾名思义，就是体内浓浊、厚重的废气。人以五谷杂粮为食，而肚子内浊气是五谷生化所产生的，所以每个人体内都有浊气。

五脏六腑在经络运行过程中会产生许多的浊气，如果不设法将这些浊气排出，势必也会危害我们的健康。湿浊如果不及早排出，循经上头则头痛眩晕，滞塞毛孔则引发皮炎湿疹，遇肝火则化痰，逢脾虚则腹泻，遗患无穷，必须及早清除。

比如说，一个人为什么会得胃溃疡？

直接点说，是因为胃那个地方没有新鲜血液，又老有浊气在冲撞它。时间一长，胃黏膜就受到了严重损害，然后感染细菌病毒。这时候，如果我们先把浊气排掉，再引来新鲜血液，胃的溃疡面就能很快修复，因为新鲜血液本是最好的修复工具。因此，我们可以说，浊气是造成胃溃疡的主要原因。

那么，浊气是怎么产生的呢？

如今，人们的物质生活改善了，食物种类非常丰富，我们的肠胃无力运化掉这么多的食物，多余的营养被当作残渣腐化酵解就会产生浊气。浊气中饱含各种毒素，这种浊气如果不能排出体外，就会融入血液，进入肝、肾脏，产生疾病，或者是停留在身体各处，给气血循环造成瘀堵。

除了食物中的浊气，我们的不良情绪也会转化为有形的浊气，我们都知道，肝是生气之源，气大伤肝。有些人老爱生气，跟别人一句话不合就暴跳如雷。或许身体上这股气一会儿就消了，但就在您产生它的那一刹那，一种病理症状也就"应运而生"。可以说，您身上一切不良的情绪都是气。气这个东西不怕它产生，就怕它堆积。

当一个人生完气之后，不去想就没事了，但所生之气都在他体内的肝上存着呢。有人说："气在身体里面，我看不见，又摸不着，它到底在哪里呢？"其实，气虽然看起来是无形的，但最后都会化为有形的东西。比如人生完气之后头晕肚子胀，甚至胃也疼，老觉得有一股气堵在那儿。为什么说"生了一肚子气"呢？就是因为肚子这一块确实胀鼓鼓的。这时候，你用拳头敲敲肚子，或者推两下，再摸摸，就会忍不住打两个嗝儿或者放个屁，顿觉十分痛快，同时，心情自然也好起来了。所以说，不良的情绪虽然看似无形，但最后都会变成有形的浊气来伤害您。

人有什么不良情绪，身体上一定会表现出来——"诸病于内，必形于外"。人这辈子的病可以说都是浊气造成的。爱生气不要紧，可生完气之后没打嗝儿或放屁，浊气就不仅在肝里存着，还在肠胃中、血管里存着，导致血液流动缓慢，瘀血渐渐形成，最后粘在血管壁上，形成各种各样的心脑血管病反过来引发和加重新的不良情绪。一个人的生理和心理是相通的，大家一定要记住这句话。其中，心理上的因素是病源，会由原本无形的情绪转化为有形的浊气。愤怒、恐惧、忧愁等情绪都是如此，只不过它们在身体上停留的点不一样，不一定是在肝上，但都对人体有害。

潮腻的湿热

湿热是以湿热内蕴为主要特征的体质状态。所谓湿热内蕴是指湿热蕴于中焦脾胃及肝胆。水湿阻滞气机，与热邪相合，形成湿热交困的局面。阳热因受水湿困阻而难以正常运行，水湿受阳热熏蒸而使阳气更受损伤。

《黄帝内经·素问·生气通天论》中说："膏粱之变，足生大疔。"即常食味厚、脂多、油腻的食物会导致湿热内蕴，易患疔疮之类的疾病。《读医随笔》中说："病痉者，其人必平日湿重而气滞，或血燥气涩也。"即湿热体质者体内湿气较重，且容易引起气滞，或者有血燥热、气机不畅的现象。《温热论》中说："有酒客里热素盛，外湿入里，里湿为合。在阳之躯，胃湿恒多；在阴之体，脾湿亦并少，然其化热则一。"意思是说，常饮酒、内热盛的人，受外湿入侵易生湿热。阳热的人，多有胃湿；阴盛的人多有脾湿。有湿的人受热邪时只会形成湿热。

水是人体不可缺少的东西，我们喝的水，经过脾胃的运化，肺的肃降，上下循环，水的精华便滋润了整个身体。多余的水分会下输到膀胱，经过膀胱排泄出体外。如果水上下循环的某个环节出了问题，人体内有多余的水分排不出去，就会停留在身体的某处，产生湿。所谓热，则是一种热象。热是因为夏秋季节天热湿重，湿与热合并入侵人体，或者是因为体内的湿无法祛除而化成热，因此，湿与热经常是相生相伴的。

我们体内的湿热也是一个大的隐患，长期遭受湿热侵袭，体湿的人就会出现倦怠、不想动弹、脸上出油多、头发容易脏、舌苔腻等症状。还有不少人早上起来后口臭，不想吃饭或者吃饭后觉得胃胀，大便稀、黏，排起来费劲等症状。除此之外，女性朋友如果出现脸上长"痘痘"、白带增多发黄等现象，也可能受湿热侵袭了。

各个年龄段的人都可能受到湿热的侵袭，尤其是30～45岁的人，属生命中"土"的年龄段，体内湿气比较重，夏秋之交属中医所说的"长夏"季节，也对应五行中的"土"，内外相合，湿上加湿，更容易出现上述症状。

四、瘀堵究竟从何来呢

富贵病导致身体严重堵塞

现代科技不断进步，相比起我们的祖先来说，我们在治疗疾病方面有太多的选择，手术、吃药、打针、按摩、针灸、理疗……但是，尽管药品如此丰富，医疗设施如此完善，医疗手段如此多样，但是疾病的种类比起过去反而增长了，各种疑难杂症也层出不穷。为什么会这样呢？

在现代文明的背后，有着巨大的生活压力及环境污染，它们时刻在威胁着人类的健康与生存。20年前，中国人几乎没有肥胖症和糖尿病，但是现在，这种"富贵病"似乎在一夜之间便泛滥成灾了。富贵病已成为危害国人健康的主要病种。据调查，我国中老年人15%～20%便秘，六成是白领；据卫生部调查，我国有22%的人超重，6000多万人因肥胖而就医，高血压2亿多人，糖尿病5000多万人，高血脂1.6亿人。

全国每天由于"富贵病"导致死亡人数超过1.5万，占死亡总人数的70%以上，由于"富贵病"治疗的费用占疾病负担的60%以上。包括美国、英国等西方国家医务工作者也多次发表调查报告，对富裕起来的我国，富贵病的发展情况感到忧虑，预计2015年富贵病在我国更广泛流行。中国已经成为名副其实的富贵病大国。

为什么如此？难道我们的基因突然改变了？人类经过几亿年的进化发展才能成为今天的模样，一个种族的基因不可能在几十年内发生根本变化！因此，改变的，其实是我们的生活方式。

事实上，肥胖症和糖尿病基本上都是生活方式病。中国富豪有81%处于亚健康状态，只有7%属于健康人群，12%拥有各类显著疾病，健康水平明显低于社会平均水平。而压力过大是影响健康的最主要因素，其次是缺乏运动、睡眠不足、过度劳累和饮食不规律。

尽管医院数量增加了，医生的数量也在每年增加，但是看病难，看病贵还是最困扰人们的难题。现代人的健康成本越来越高，疾病的负担越来越重，一旦失去了健康，就意味着失去了生活当中的许多乐趣与幸福。有了健康，就拥有了世界上最大的财富；拥有健康的人，就是世界上最富足的人了。

然而，大多数的疾病，归根结底，都是由于我们自身的原因造成的。我们前面说过，疾病大多是由于身体有瘀堵产生的。无处不在的人体管道瘀塞已经成为人类生命健康的最大杀手，如果不注意通瘀，就可能使人们的生命质量下降，遭受疾病的侵害。

我们体内的瘀来源于我们生活的方方面面，环境的污染、不当服用药物、饮食结构的不合理、不良的生活方式、缺乏科学的运动等等都可能造成我们体内瘀塞。我们体内的瘀就像是一颗定时炸弹，随时可能引发爆炸，给人体带来极大的伤害。

情绪能量在身体严重堵塞

无论身体疾病还是心理疾病，在人体都会表现为某一部位能量通道阻滞，而按摩则是"一个和身体对话的全过程"。对话好了，经络畅通，身心疾病也就消失了。找到导致疾病发生的人体能量阻塞区域，通过按摩改善这通道，形成通畅的能量供应通道，有炎症的就会消失，有损伤的也就自动修复了。

为什么身体通道会出现阻塞呢？很大一部分是由于情绪，小部分才是因为外力造成的。人生气时会觉得心里难受，就是因为情绪影响内动力，损害五脏里的精力，引起身体能量的内燃耗，就是内耗。情绪比外界的环境不好更影响我们的身体。所以，体内环保还需从情绪入手。

身体像是我们历史的记事本，藏着所有的记忆、创伤和故事，它通常以疾病的形式提醒着我们。情绪以一种信息的形式在神经和经络间传导，当某种情绪过大，传导神经就会受到破坏，堵在那里，从而形成一个记忆。我们身体的背部肌肉对应着不同的脏器，通过按摩可以了解身心内在状态。

为什么会如此神奇，一摸一个准呢？中医一直讲致病的几个大因素，无非是六淫七情，六淫是我们可以抵御的，风邪寒暑燥湿，通过我们的皮肤进入我们的身体。热了可以找个阴凉地，冷了多穿一些，只要我们起居有节，能按四时而生，符合自然规律，就可以抵御外界之病。七情对身体的影响比较复杂。

其实，情绪就是一种能量，如果我们长期处于情绪当中，它会形成一种物质留在我们的身体里，阻碍我们吸收正常的身体养分，造成身体器官功能失衡，从而破坏身体内部平衡系统，造成疾病。

农村中，有一种病，就是疯了。中医有一句话，就是登高而歌，弃衣而逃。经常想喊，动作却不受控制，不穿衣服，到处乱跑。过去，我们会把这类人送精神病院，吃药，这样，就会把一个人害了。其实，这类病症，是胃经和肾经萎弊。

胃经，是从我们的第二个脚趾，沿一定的路线，通过心包，到我们的脸上。当我们受到很大委屈，堵住我们的胃经的时候，一是影响我们的胃，二是影响我们的心脏。在中医中，心脏是君主之官，神明出焉，主神明。当心包受到伤害，被蒙蔽的时候，人就失去了理智，失去了认知。

而关于肾经，当我们受到惊吓的时候，我们会觉得我们的脊椎从后脑处嗖的一下凉了下去，会一直凉到我们的肛门和骶骨。中医中说，恐使气下。当我们有恐惧的时候，感觉我们的气从后脑处，一下向下，聚集到我们的肾经上。所以，刚才我们所讲的这种症状，就是我们的胃经和肾经，被堵塞了。

容易焦虑的人，身体的体型是如何的？容易焦虑，就是思虑过度，就会伤脾，人的体型就会背躬着，背隆起，因为在焦虑的时候，身体会挛缩。相由心生，当你的情绪是如何的时候，身体体型就会变化，会按照你的情绪去塑一个型出来。

这样的人，肺经和脾经就会出现聚结，背部就会隆起。思伤脾，脾为土，土生金。思虑过度，会生忧，忧伤肺，而肺则主皮毛。所以，长期思虑过度的人，会容易得皮肤病，有很多牛皮癣患者，就是思虑过度。

中医里面，五毒为攻，五谷为养，五果为助，五畜为益，五菜为充。我们人是通过谷、果、畜、菜为养的。尽量不要吃药。中国古代经典医著《黄帝内经》，不是一部医书，更多的是一本养生学，其中就说到，上医治未病，圣人治未乱。就是在危机还没有出现的时候，就先把它解决了。如果我们每个人都知道如何养生，如何防止病的产生，我们就已经恢复健康了。

我们每个人都是医生，我们每个人的身体就带着一个医生。我们绝大多数的病，都是我们后天得的，都是我们自己买来的。在我们的五脏当中，我们的肝是藏血、补血的，如果把我们的五脏比作一个国家的话，肝就是一个将军，肝起到了保护我们身体的作用，肝补血，身体是依靠血液中的营养生存的。脾主土，就如一个国家的皇后，母仪天下，起到孕化的作用。心主火，属于一个国家的皇帝，心脏，是不受邪的，心包经就是代替君主受邪的。（而如果心脏受邪，比如风湿性心脏病，那就是内邪的，就无法救治了）。心包经最后走到膻中穴，当我们感觉心中不舒服的时候，就是我们的膻中穴部位有感觉，会觉得这个部位纠到一起去了。这就是我们的心包受邪。这也是为何当我们伤心的时候，后背左侧心俞会隆起，因为隆起的部位，对应前面的部位就是心包经。

经常焦虑，得皮肤病的人，除了背部隆起外，这个部位是不通畅的（下腰部分椭圆形），焦虑后，会造成恐惧，肺为金，金生水，所以接下来就会伤害肾经，所以，这个部位就会不通畅。每一个情绪是互相转化的。

容易被激惹，容易暴怒的人，其实他的内心是弱小的。因为他的内心没有力量，所以才会发怒。他底层的情绪，就是恐。而真正厉害的人，其实内心是平缓的，是如如不动的。

我们的肾，就是我们的要根。农村中流行一句话，十个胖子九个富，就怕胖子没屁股。其实，人的屁股代表人的肾，如果这个人很胖，但他的屁股是尖的，上半部是瘪进去的，没有弹性，那他的内分泌是有问题的，肾肯定是虚的。这样的人，他的承担能力就差，他的内心的稳定力就差。还有一句话，十个瘦子九个贫，就怕瘦子没精神。精神来源于肾，如果这个人瘦，但精力很充沛，这样的人，就有财富。肾在生活中，代表财富，在生命中代表了根本。

现代文明造就了生"瘀"的环境

世界卫生组织和联合国环境组织发表的一份报告说：空气污染已成为全世界城市居民生活中一个无法逃避的现实。如果人类生活在污染十分严重的空气里，那就将在几分钟内全部死亡。

现代文明是把双刃剑，工业文明和城市发展，在为人类创造巨大财富的同时，也把数十亿吨计的废气和废物排入大气之中，人类赖以生存的大气圈却成了空中垃圾库和毒气库。因此，大气中的有害气体和污染物达到一定浓度时，就会对人类和环境带来巨大灾难。

当前我国大气污染状况十分严重，主要表现为煤烟型污染。城市大气环境中总悬浮颗粒物浓度普遍超标；二氧化硫污染一直在较高水平；机动车尾气污染物排放总量迅速增加；氮氧化物污染呈加重趋势。

我们的肺主呼吸，肺将体内的二氧化碳呼出，将新鲜的空气吸入，如果空气本身就被污染了，就像用脏水来洗衣服，怎么洗都不会干净。所以，每天都有人因接触了这些污浊空气而患上呼吸器官或视觉器官的疾病。而生活污水、工业废水等也时时刻刻威胁着我们饮用水的安全，各种无机有毒物质、耗氧污染物质、植物营养素、放射性物质以及病原微生物等，都会随着饮用水的污染伤害我们的身体。我们常说"病从口入"，水是生命之源，受到污染的水进入体内，再滋养五脏六腑，杂质和病菌都被带到了身体各处，瘀堵和疾病自然就会产生了。

屋外污染严重，那么我们待在家里不出门，是不是就能减少受到的伤害呢？人类至少70%以上的时间在室内度过，而城市人口在室内度过的时间超过了90%，尤其是婴幼儿和老弱残疾者在室内的时间更长。但是室内空气污染物的浓度一般是室外污染物浓度的2～5倍，在某些情况下是室外污染物的几十甚至上百倍。装修时的有毒气体甲醛、通风系统中的有害物质最严重的可吸入颗粒物，它们要么成为病毒的载体，要么藏在暗处滋生微生物，四下散播，将近68%的呼吸道疾病就是这么造成的。

随着社会经济的迅速发展，现代人对高质量生活的追求不断提高，中国房地产业发展迅猛，带来了建筑装饰业的蓬勃发展。与国外发达国家相比，中国对建筑装饰材料的卫生质量和要求的监督与管理方面尚有很大的差距。

来自世界银行的一份调查研究表明，中国每年由于室内空气污染造成的损失，如果按支付意愿价值估计，约为106亿美元。当前室内污染引发的各种健康问题已成为突出的公共卫生问题，都会引起体内的病变，甚至可能诱发白血病、癌症等严重的疾病。

现在生活条件好了，人们对健康也更为重视了，一生病就立刻吃药打针，平时没病也会用各种各样的补药来"未雨绸缪"。古人云："是药三分毒。"我国最早的医学专著《黄帝内经》对如何用药十分讲究，将药分为大毒、常毒、小毒、无毒。治疗疾病要求大毒治病，十去其六；常毒治病，十去其七；小毒治病，十去其八；无毒治病，十去其九。

当今不少的人认为中药大多数源出于天然的动植物和纯中药制剂，比化学药品的药性平和而安全，总认为不会发生药物毒副作用。其实不然，如果任意滥用，乱役药石，同样亦会发生毒副作用。人体有自愈的能力，对于普通的小毛病，它完全能够抵抗病邪恢复健康。如果我们总是依赖药物，不仅身体的自愈能力会越来越差，体内的药物残留也会越来越多，如果身体无力将这些残留物运送出去，它们就会变成垃圾，停留在体内，影响我们身体的健康。

不合理的饮食，吃进了太多的垃圾造成的"瘀"

我国居民营养与健康状况还存在着一些值得关注的问题。据调查，城市居民禽肉类及油脂消费过多，谷类食物消费偏低，钙、铁、维生素A等微量营养素摄入不足，是我国城乡居民普遍存在的问题。

我国居民平均贫血患病率为15.2%，其中最主要的原因是缺铁性贫血。我国是世界上缺乏维生素A的重灾区，维生素A的缺乏会影响机体的免疫力，甚至可以影响儿童的生命安全。在所有微量元素中，中国人钙的缺乏程度最严重，调查结果显示，全国城乡钙摄入量仅为391毫克，相当于推荐摄入量的41%。

突出的问题是，与膳食营养和生活方式密切相关的慢性病，如高血压、糖尿病的患病率迅速上升。而超重和肥胖患病率也呈明显上升趋势。

人体每天的能量来源为碳水化合物、蛋白质和脂肪。在总量合适的情况下，3种供能物质也有其合适比例。如果某一种物质比例过高或过低，对身体都是有害的。中国城市居民膳食结构有三方面的严重问题——肉油过多，米面及杂粮偏少，奶豆过低。

现在的生活条件好了，在我们的餐桌上，鸡鸭鱼肉已经非常普遍，而五谷杂粮却越来越少了。很多年轻人饮食结构非常不合理，在一次权威调查中发现，几乎所有的年轻人都不能将一日三餐完全保证，特别是上班族，有超过四分之一的人很少吃或根本不吃早餐，午餐的蔬菜水果摄入过少，而晚上下班，空闲时间较多，不是应酬就是聚会，在饮食上无节制，大吃大喝。如今，很多年轻人或多或少的有些毛病，比如贫血、营养不良、脂肪肝、肥胖等等。检查出毛病的同志就叨叨了："不可能啊，我平时挺注意补身体的啊，在吃的方面我可从来不吝啬，怎么可能营养不良？"其实，不是说你平时吃得多好多名贵，你的身体就有多好。普通的食材完全具备了我们人体所需要的营养，只要你合理饮食，营养搭配，身体就会按照我们希望的方向发展。

我们常说人老了，身体不行了，病痛自然就找上来了，但是老年常见病、多发病，其实都是从青壮年时期就开始了。年轻时种下的"因"，到年老了，自然就收到这个恶的"果"了。由于年轻的时候不注意合理饮食，想吃就吃，不想吃就不吃，爱吃什么就多吃，不喜欢的坚决不吃，结果，身体营养失去平衡，体内新陈代谢受到影响。

随着年纪增长，机体逐渐衰老、退化，各组织器官的生理功能减退，尤其是胃肠道消化功能减弱，逐渐引发了心血管疾病、脑血管疾病以及糖尿病等。更严重的是，糖尿病、高血压、高血脂等中老年疾病发病越来越年轻化，很多人年纪不大，身体却未老先衰，甚至连孩子们的健康也面临着严重的威胁。家长对科学饮食的不了解，以为一味把好吃的都给孩子吃，孩子的营养就能均衡了。

孩子喜欢吃油炸烘烤的洋快餐，宠爱孩子的家长们也尽量满足，结果孩子们过多地摄入高脂肪、高蛋白，这些东西孩子稚嫩的脾胃根本无法消化，只能瘀积在体内，成为垃圾，所以现在的小胖墩越来越多，而体质弱的孩子也越来越多，偏食症、肥胖症、性早熟等现象在儿童中越来越普遍。

据调查静坐时看电视每小时消耗热量30卡，而骑自行车每小时则消耗250～300卡。在发育期的儿童，许多人边看电视、边吃冷食，特别是在电视中有食品广告引诱时，更是如此。这样糖果、糕点、咸味饼干就随着饮料冲入腹中。结果孩子摄取的热量大大超过所需量，长期看电视又缺乏运动，体能消耗少，体内脂肪堆积，结果发生肥胖症。

调查显示，很多年轻人自从参加工作后，就基本不再进行体育锻炼，每天上班时坐在电脑前8个小时，而下班后就待在家里上网或看电视。孩子更是如此，功课繁重，放学回家吃完饭就坐在桌子前写作业，玩的时间也越来越少。人吃下了这么多食物，身体却从不运动，体内自然就会生起内热、痰湿和瘀血，导致体内瘀阻，呈现出一种不通的状态。饮食结构不合理，再加上活动锻炼不足，是城市人慢性病高发的主要原因。

比如便秘，现代人生活忙碌，常食用低纤维质的速食，不常喝水，不常运动，往往有便秘，却无法正常排便，加上情绪不稳，服用药物或不当使用营养补充品，就会造成便秘。

长期便秘的人，因为粪便累积在大肠的时间太长，常有脾气不好或内分泌失调等后遗症。

其实，造成便秘的真正原因，跟心火是有很大的关系，火毒往下传至肠胃，会造成肠子蠕动过慢，水分被吸收，粪便来不及排出，形成便秘。而若蠕动太快，水分来不及被吸收，则会变成腹泻。甚至心火往下到直肠肛门而形成痔疮。便秘时间太长，则有可能是肠燥症、结肠癌、糖尿病的警讯。

很多农村的老人虽然吃的都是粗茶淡饭，一辈子也没吃过什么补药，但是他们的身体依旧很好，七八十岁的老人照样下田干农活。这是因为他们每日吃的粗粮含有很多营养物质，对于肠胃来说，更容易消化吸收，再加上必须为生活劳动，身体得到了锻炼，打通了身体的经络，让体内的瘀堵无处藏身，所以他们的身体反而更好，也更加健康长寿。

最好的营养来源是天然食物。膳食干预的主导是推广符合国情的科学膳食指南。中国营养学会新修订的《中国居民膳食指南》提倡8条膳食原则：食物多样，谷类为主；多吃蔬菜、水果和薯类；常吃奶类、豆类或其制品；经常吃适量的鱼、禽、蛋、瘦肉，少吃肥肉和荤油；食量与体力活动要平衡，保持适宜体重；吃清淡少盐的膳食；如饮酒应限量；吃清洁卫生、不变质的食物。

生活方式不平衡产生的"瘀"

缺乏运动、抽烟、酗酒，摄入过量盐分、脂肪、糖分等等，这些都属于不健康的生活习惯。你挥挥手说，没关系，不健康，又不会死人。错了，有一类病，叫作"生活方式病"，如温水煮青蛙，不知不觉间威胁你的生命。世界卫生组织曾发布报告称，不良生活方式引发的若干疾病，包括糖尿病及诸多癌症等等，每年在全球范围内引发多达1600万人过早死亡！

人上了年纪，脾胃之气慢慢就虚弱了，如果不注意饮食上的调节，大鱼大肉再加上饮酒，脾胃无力去运化，自然会在体内产生瘀堵，本来身体就不通了。拿这个老领导来说，他还吃各种各样的补药去补，身体就像一个罐子，塞满了脏东西，你再往里面塞好东西，根本塞不进去，硬塞，最后只会把这个罐子挤裂，只有把罐子里的东西倒出来，才能往里放入好东西，也就是说，只有让身体通了，才能真正补进去。另外，再加上他运动少，睡眠不规律，身体里的气血循环更加恶化，高血压、高血脂、肾结石这些疾病自然就会找上门来。

不良的生活方式容易导致多种疾病的产生，下面就介绍几种常见的与不良生活方式产生的疾病。

肝癌

中国脂肪肝专家称：脂肪肝是中青年男性健康的头号健康杀手。据临床统计数字显示，脂肪肝患者并发肝硬化、肝癌的概率是正常人的150倍。我国30~40岁的中青年男性中，有四分之一患有脂肪肝。

据有关专家介绍，脂肪肝年轻化是与长期进食高脂肪、高胆固醇食物而缺乏锻炼，并长期大量饮酒有关。脂肪肝除了能引发消化不良、心血管疾病、性功能低下和视力下降外，最严重的恐怕就是肝硬化和肝癌了。专家分析，这是由于脂肪肝长期得不到治疗引起肝细胞缺血坏死，从而诱发肝纤维化和肝硬化等多种恶性肝病。由于脂肪肝患者机体免疫力相对较低，感染甲、乙型肝炎的概率也明显高于正常人。客观地说，目前临床还没有根本治愈肝炎、肝硬化和肝癌的办法。

肺癌

据北京市居民营养与健康状况最新调查显示：北京男性吸烟率为58.6%，女性为5.7%。男性吸烟率高峰在25～55岁年龄段，35岁为峰值。这一现象直接导致了男性肺癌发生率明显上升。首都医科大学肺癌诊疗中心主任介绍，在恶性肿瘤中，肺癌的发病率和死亡率占第一位，其中每4位男性肿瘤患者中就有一位是肺癌患者。更可怕的是，许多男性即使感到身体不适也不愿去医院看病。据调查，80%以上的肺癌患者到医院就诊时已属于晚期。对此专家建议，要高度重视烟草的危害，不要吸烟。另外，健康人群需要每年体检一次，而年龄超过55岁、烟龄超过20年的高危人群需要每半年体检一次，而且一定要照胸片。

猝死

经常可以看到中青年男性猝死事件接二连三地出现在报端：2004年10月25日，重庆一位27岁的男性民警在体能测试中突然倒下，抢救医生诊断为心脏猝死；同一天，北京的一位的哥在驾驶途中发生猝死；在雅典奥运会上，意外出现了北京电视台的一位摄影记者猝死在工作岗位上。

北京一家医院心内科专家说，中青年男性已经成为心脏病猝死的高危人群。更危险的是，中青年患者猝死往往没有明显的先兆，身上常常没有急救药。因此专家特别提醒，一个人并不是被医生诊断为高血压、血脂异常、糖尿病时才开始受到猝死的威胁。北京市心肺血管疾病研究所完成过一项有关心血管发病影响因素的追踪研究，发现即使没有出现危险因素，也不能高枕无忧。事实上，从一个人所有体检指标都正常时起，心血管病发病的危险性就已经随血压、胆固醇和血糖水平的上升呈现连续性增加状态了。

临床研究表明，心脑血管病年轻化，除遗传因素外，还与中青年人工作压力过大、生活方式不良等因素有关，喝酒、吸烟、熬夜、缺乏锻炼等是公认的损伤身体的生活方式。精神高度紧张或高度焦虑会引起或加重冠状动脉痉挛而导致心梗。

抑郁症

北京一家医院精神科主治医师说，在中青年男性中，患抑郁症和焦虑症的患者越来越多。据这位医生临床观察，这些患者主要分为两大人群：一是高级白领；二是工人和下岗职工。他分析，高级白领过分追求金钱和权利，而在感情上相对空虚，因此在激烈的社会竞争状态下，容易出现人际关系紧张、夫妻感情淡漠、婚外情、办公室恋情等现象。而工人和下岗职工面临的难题是找不到工作、生活费紧缺，子女教育费用不足，老人需要赡养等。巨大的经济压力造成夫妻关系不和，丈夫常常被妻子看不起等。这位医生说，平时人人都会或多或少地出现焦虑情绪，但如果这种情绪强烈得无法缓解，且持续了两个星期到一个月，并出现心慌、出汗、腹泻、血压忽高忽低，脸色忽红忽白等症状，就要到医院看心理医生了。而抑郁症的症状更为严重，它会使人对任何事情都不感兴趣，使人产生厌世、绝望的情绪。

专家认为，人在社会中生存，都会面临各种各样的压力。在压力面前，最好的化解方法是沟通，或找朋友聊天，建立良好的人际关系。同时要注意自我心理调整，树立良好的人生观和世界观。另外，适当的有氧运动，如游泳、瑜伽、慢跑、打太极拳、做医疗保健操、散步等都能有效缓解轻度的抑郁症和焦虑症。

勃起功能障碍

据中西医结合科专家临床统计分析显示：近年来，40岁以下就诊的勃起功能障碍患者人数明显增加。专家认为，造成这种疾病年轻化的原因有以下5个方面：一是就业方面的竞争使精神压力和心理压力增大；二是人际交往增加，应酬频繁，过度疲劳；三是高蛋白、高脂肪、高糖等精细食物摄入的增加，而蔬菜类食物减少，导致肥胖、心脑血管等疾病急剧增加，从而直接或间接地影响勃起功能；四是通信、办公、交通、居住条件改善，许多人出门以车代步，平时又缺乏运动，使体内脂肪蓄积，从而使各种代谢功能紊乱，从而导致勃起功能障碍；五是滥用补肾壮阳类的保健和治疗药物。

健康长寿，颐养天年，是每一个人的梦想。而长寿的秘诀，其实很简单，那就是要保持平衡的生活方式。什么是平衡的生活方式？合理膳食、适量运动、戒烟限酒、心理平衡、生活规律，与环境和谐相处，这就是平衡的生活方式，这就是健康长寿的秘诀。

五、瘀堵是癌症的罪魁祸首

世上本无癌，只是瘀和堵（看懂的没几个）疾病

世界上所有东西都不是你自己的，唯有身体才是你自己的！

五脏六腑、血液、消化系统、泌尿生殖系统、循环系统、免疫系统、呼吸系统、皮肤等，这些组织，我们都要做定期的排毒。便秘拖一天，如吸三包烟！大便在身体里超过一天产生30多种毒素174种疾病，如果你还以为一天不上厕所，没关系啊！那就大错特错了！我们来分析下，为什么我们要定期排毒？

因为我们人体内环境因细胞的完整性、功能状态、分裂产生和消失产生的二氧化碳及废物形成内部环境毒素，同时我们生活的外环境也充满毒素，若不定期排出体内毒素，就无法保证我们的健康。稍不留意我们就会摄入：猪肉里有瘦肉精、草莓里有膨大剂、西瓜里有红色素、青菜里有化肥、面粉和粉条里有增白剂、大米里有蜡、鸡蛋有人造的、鸡肉里有激素、牛奶里有三聚氰胺、蛋糕里有反式脂肪酸、海鲜里有避孕药、罐头里有防腐剂、腐竹里有硫黄、辣椒酱里有苏丹红、饭店里有地沟油、咸菜里有亚硝酸、方便面调料包有各种香精、铁观音茶添加色素。

工业化程度越高，城市里的人群身体内毒素就越多；工业化时间越长，由毒素所引起的慢性疾病就越严重。对于现代人来说，需要高度意识到这个问题的严重性。其中真正的问题就在于，毒素积累，哪怕你每一天只接触了10克的毒素，一年就是3650克的积累，而十年呢，就是36500克，相当于36公斤，等于你的体重的三分之一。这些毒素如果没有及时排出，就会酿成大病。所以排毒的的确确是人类获得健康最关键的途径。

排毒是在阻止人们去跳火坑，医院是把人从火坑里救出来，但医院的医生也不是万能的，我国每一年死亡的人数中有92%的人都是死在病床之上。

近年来，因为死了一些名人，而让许多人感觉到害怕。这似乎是一种警告，那些接踵而来的消息，让人们心惊。

梅艳芳死于宫颈癌、邓丽君死于哮喘、陈百强死于医疗事故、张国荣死于忧郁而引发的跳楼、亿万富翁王均瑶38岁死于大肠癌、高秀敏死于心脏病突发、傅彪死于肝癌……

今天无数的中国精英阶层，所面临的危机，正在日益显现出来，30多年的改革开放中，他们用自己的身体去换来了成就，喝酒应酬、熬夜抽烟、乱吃乱喝、生活毫无规律。

不要以为那些故事总是发生在别人身上，他们条件那么好，都一样出那些事情，谁可以担保自己跑得掉？

癌症是什么？它从哪里来，又是怎么害人的？

"世事无常，生命有限。原来，在癌症面前，人人平等。"这条面向5100万粉丝书写的、略显沉痛的微博背后，是淋巴癌占中国癌症死亡率第八的残酷现实。李开复此情此景，与薛蛮子肠检出"相对早期"直肠癌后的快意截然不同，那竟似乎是"老顽童"最快乐的时光。

全国肿瘤防治办发布《中国肿瘤统计年报》显示：我国每年新发癌症病例为350万，因癌症死亡的有250万。在癌症的治愈率上，目前发达国家已达65%，而我国仅有25%左右。世界卫生组织预测，到2020年，每年新发癌症病人人数将达到1500万，癌症将成为新世纪人类的第一杀手。

那么，癌症是什么？它从哪里来，又是怎么害人的？需要告诉你的是，瘀是癌症的罪魁祸首。

有的人觉得，瘀是体内的垃圾，人人都会有，时刻会产生，就算这次把瘀祛除了，没多久身体还是会自己产生瘀，没什么大不了的，最多引起个小毛小病，造不成什么大破坏，不用太在意。殊不知，水滴石穿，聚沙成塔，再小的瘀堵，如果不引起注意，也会酿成大的悲剧。而瘀最大的危害是什么？引发癌症！

人体就像一个城市，经络就是这个城市四通八达的道路，气就是运行在各条道路上的汽车等交通工具。

如果道路畅通无阻，那么汽车就能正常行驶，城市秩序也就十分正常。可是如果道路出现拥堵甚至车祸，那么汽车就不能正常运行，如果不加治理，这条路就会成为一条"死路"，如果多个地方出现这种情况，那么整个城市的交通就可能陷入瘫痪的状态。

如果这种情况发生在人体中，人体的某个部位就会出现肿块，如果较为严重的话，就可能是肿瘤。说到底，那么导致癌症的罪魁祸首究竟是谁呢？没错，就是瘀。前人云："癌瘤者，非阴阳正气所结，乃五脏瘀血浊气痰滞而成。"

体内存在着气滞、血瘀、痰凝、湿聚等一系列瘀堵，使脏腑功能失调，气血不和，浊邪积聚，进而所变生的一种强烈致病物质，渐渐积累就会变成癌。肝癌、肺癌、胃癌、子宫癌等癌症就是这样产生的。而无论是何种癌症，都是由于我们体内产生了瘀堵。

比如说肝受到了瘀堵，肝气运行不畅，瘀血积聚，时间一久，就变成了肝癌。肺部有瘀堵，肺气损伤，肃降失常，百脉失朝，代谢失司或致肺气上逆而咳嗽咯痰，或肺阴虚损而致干咳，或肝火犯肺而致气逆作咳，最后就会产生癌瘤。如果瘀堵停留在肾部，肾气运行不畅，肾脉受阻就会产生肾脏肿瘤，甚至引发癌症。

而癌症产生后，反过来又会危害脏腑功能，影响气血运行，水津布散，使脉络进一步瘀阻，水湿凝聚，从而产生新的瘀滞痰湿，这样癌毒和瘀滞痰湿等病因互为孳生，形成癌肿特有的复杂性和危害性，癌症严重到了晚期的人，就再也无力回天了。

平时吃喝玩乐，大鱼大肉，过贪膏粱厚味，脾胃就受到了损伤，运化失调，中气郁阻或脾气损伤。脾运化水湿的功能受到了损害，水湿内停而致湿邪侵入体内，停留滞着，阻碍津液输布。瘀堵停留的部位不同，或停留胸膈，或积于肠间，或内阻胃肠，停留在哪个部位，就会在哪个部位产生癌症。

　　堵车时，如果不及时疏通，就会使更多的车堵塞在路上。因为这一路段拥堵，很可能造成其他路段车流加大，从而增加了其他路段发生拥堵的可能。一旦形成恶性循环，就会使整个城市的交通陷入困境。

　　同样，一旦发现了癌症，那么就要及时进行治疗。因为癌瘤产生于局部，随着病情的进展，正气渐亏，不能抗邪，癌毒便流窜经络，侵袭到其他的脏器，癌症就会转移蔓延，如肠癌、胃癌常会侵袭到肝脏，肺癌常侵袭至脑或骨，使其他脏腑功能进一步受损，病情加剧。

　　人体大多数的病症，都是由于瘀而导致的，各种各样的瘀留在体内成为致病因子。三通可保证瘀堵得以排除，但是如果能在瘀堵形成前就预防，那么我们就会多几分健康。如何预防，自然是要遵行平衡的生活方式，可以说，生活方式是决定我们健康与否的关键。

　　而大多数的瘀堵，都是由于不平衡的生活方式造成的。不平衡的生活方式包括很多方面，如不合理的饮食习惯、缺乏运动、不良的工作习惯、心理失衡以及吸烟、饮酒等。这些不平衡的生活方式使我们的身体内瘀堵丛生，引起各种疾病，如冠心病、高血压病、肿瘤、糖尿病等，威胁我们的健康。

　　那么，如何避免上述情况的发生呢？当然是以预防为主，平时就要注意通瘀，保障气血运行顺畅，加强运动、饮食、睡眠等方面的养生，从根本上防止"瘀"的形成。如果我们平时注意保养，在体内瘀浊停聚时，就能把瘀浊排出体外，使癌症没有产生的基础，就算是产生了，也能及时清除，使瘤邪消散于无形。

六、三通祛瘀法彻底打通瘀堵

　　本书所提出的三通养生哲学是在吸取古代医学精华的基础之上，经过创新，提出的一整套以中医为主的养生保健的理论和方法，它非常适合我们老百姓的养生保健以及一些慢性疾病的康复，为我们走向健康之路指引了方向。

三通养生哲学的所谓三通，就是通经络、通气血、通脏腑。

一是通经络。

为什么有的人能活到90岁，有的人只活到50岁？答案很简单，这是由他们的经络堵住状态、堵住速度不同造成的。中医上说，经络是运行气血、联系脏腑和体表及全身各部的通道，是人体功能的调控系统。中医把经络的生理功能称为"经气"。其生理功能主要表现在沟通表里上下，联系脏腑器官；通行气血，濡养脏腑组织。

有人称之，经络在人体像个互联网。经脉深藏在人体内，把持着各个脏腑的家政大权；络脉是经脉上的细小分支，彼此通联直达体表，虽然看不见摸不着，但俨然像个庞大的互联网。穴位是网上的一个个站点，气血是通行在各站的机车，永远高挂"免停"牌，一旦停了，只能由医生来兼任网管了。

对于现在的人来说，生活品质提高，对于日常的保健工作也都十分重视，通过一些方法来达到养生的目的，从而让自己的身体更加健康。经络对于人体来说，有平衡阴阳、营养全身的能力，只有经络通畅，身体才能全面地吸收营养，因此，经络学在中医里拥有至高的地位，在平常我们养生应该注重经络。

其实要疏通经络首先要具备一个先决条件：就是气血充盈！离开了这个条件疏通经络也就是一句空话！经络是血之府，里面的血如果是很少很少了，疏通经络就不存在任何意义。如果人有意识地一直保证科学的饮食结构，保证自身的气血一直处于充盈状态，也就避免了经脉的瘀堵，这就是气血决定生死大权的原因。所以下面我们要讲的就是通气血，保证气血充足。

二是通气血。

中医认为"血为气之母，气为血之帅"，就是说血液能精化为气，而气推动和统领着血液的运行。血瘀体质的人群，疏通体内气血是关键。很多人只知道疏通体内的肠道很关键，其实体内气血不通的危害性远远大于这些。不仅会出现女性痛经，还容易出现心脑血管疾病，比如高血压、脑血栓等。

气血乃人身之本，阻滞则百病生，畅通则百病消。"上工治未病"，这句话的意思是说：最高明的医生，往往在一个病还没有出现的时候就把它给治好了，这是中医的最高境界。怎么样去"治未病"呢？其实最好的办法就是养生。中医的精华，是求医不如求己，而求己的意思就是说：健康长寿靠自己，就是要学会使用人体自有的大药等方法，来激发人体的自愈潜能。

尤其是中老年人，脏腑和整个身体的功能都在衰退、老化，阳气也越来越不足，如果你再整天坐着不想动，气血跑得越来越慢，甚至有些"偏远地区"都去不了，那你不得病谁得病？所以，适当多活动，这比吃什么补药都好，比什么东西都养生。

当然，我这里说的活动，并不是要你每天去跑几十里路，你活动身体的任何一部分都是活动，走路是活动，"动手"也是活动。因为我们的身体内外上下被经络这张大网连着，气血在里面循环流转，你动任何一个地方都能起到促进全身气血流动的目的，正所谓"牵一发而动全身"。

我们的每只手有6条经络贯通，所以多"动动手"就是最简单便捷而又最有效的理气活血法。

三是通脏腑。

我们吃进去的食物，转变成营养物质滋养身体。脾胃没消化掉的，就变成了垃圾物质，进入大肠。大肠就是一个垃圾回收站，处理这些垃圾物质，将它们从肛门排出体外。垃圾，就是我们体内的粪便了。肠道是人体中最大，也是最重要的排毒管道。如果我们的肠道受到了瘀堵，大便无法排出去，就会瘀积在体内，形成便秘。大便实际上就是一堆瘀毒，是对人体最有害的物质。每天我们的身体都会产生垃圾，如果不能及时排出体外，垃圾就会一天天地堆积，一大堆毒素存留在体内，我们的身体就会出现病症，机体功能就会失调。古代的医家早就提出："欲得长生，肠中常清，欲得不死，肠中无滓。"可见这肠道通对人体有多大的作用。肠道通,大便就通畅,人就可以延年益寿,而一旦肠道不通,就会引发大的疾病,危害我们的健康。

小便是身体中产生的废水,由膀胱排出体外。我们每天都摄入很多水,水滋养了我们的身体,而用不完的水就变成了废水,如果尿道不通,这些废水排不出去,就会危害到我们的生命。

《景岳全书》中说:"小便不通是为癃闭,此最危最急证也。水道不通,则上侵脾胃而为胀,外侵肌肉而为肿,泛及中焦则为呕,再及上焦则为喘,数日不通则奔迫难堪,必致危殆。"大便是把我们身体里大块的糟粕瘀堵排出,小便则是把身体深层的毒素排出。三天不排小便,那生命就危在旦夕了。小便出现不通不利的状况,不仅仅是膀胱的责任,与肾、脾、肺都有关。因此,尿路通畅,证明我们身体机能正常,没有受到阻碍,我们的健康才有保障。

《黄帝内经》中说:"五脏常内阅于上七窍也。"眼属肝,耳属肾,鼻属肺,嘴属脾胃,舌属心。冬季调节七窍很关键,如果七窍通了,脏器功能升华了,就能改善冬季身体的不舒展。每天早晨花5分钟做一遍,贵在坚持。

七、如何从根本上打通瘀堵

调整饮食结构

饮食结构的不合理,往往也会导致产生种种疾病,影响人的健康。美国密西西比州大学的布伦尼曼博士,曾对许多患有遗尿症的小孩的泌尿系统做了检查,基本上都没有发现问题。

后来他改变了小孩的饮食习惯,遗尿症就自行消失了。于是他提出,牛奶、巧克力和柑橘类水果过量饮入是造成儿童夜间尿床的主要原因。他对500名遗尿患儿进行观察,因牛奶过量造成遗尿的达60%。这些儿童只要停止进食上述食品,大部分的遗尿现象几乎可以立即消失。

原来这些食品在小儿体内可以产生一种过敏反应,使膀胱壁膨胀,容量减少,并促使平滑肌变粗糙,产生痉挛。同时也会使小儿睡得过深,在有尿时不能醒来。随着小儿的成长发育,这些食品的过敏现象随之消失,遗尿现象不治而愈。

此外,现在多动症在儿童中占的比例越来越高。这些儿童容易冲动,注意力难以集中,学习成绩差,但智力发育正常,没有功能障碍。经调查发现,有相当一部分患多动症儿童与食用人工色素有关。

有些家长喜欢用含色素的果汁代替开水给孩子喝,尤其是在热天,这种情况更为常见,必须引起注意,尽量避免。人到中年,同样存在着饮食结构的问题。有些人食不厌精,只吃精白米面,时间一长就缺乏多种人体必需的微量元素及植物纤维素。如铬和锰在全谷类、豆类、坚果类食物中含量较高,但经加工后,这两种元素就大为降低,从而就增加了导致发生动脉硬化的机会。

植物纤维能增加胆固醇的排泄,使血胆固醇含量降低,长期进食低纤维饭食的人,血管硬化、高血压的发病机会多。

此外,过食肥甘,长期过多地食用动物油、肥肉和一些富含胆固醇的食物,如猪脑、猪肝、皮蛋、鱼子、蟹黄、奶油等,可以引起血脂升高。在1979—1980年,我国对15岁以上的人,进行了全国性高血压抽样普查。结果表明,我国高血压的平均患病率为4.8%,其中北方高血压患病率高于南方,北京高达9.53%,广东只有2.4%。

有关科研人员认为,饮食结构也是导致北方高血压发病率高的原因之一。北方喜咸食,"不咸不下饭",食盐主要成分是钠和氯,钠摄入过多,在内分泌作用下,能增加血管对各种升高血压物质的敏感性,从而使血压升高。脂肪摄入量偏高,动物脂肪过多,除能造成脂肪沉积,产生肥胖现象外,还会增加饱和酸在人体中的含量,从而使血中甘油三酯和胆固醇增高。相对来说,北方对维生素C的实际摄入量和优质蛋白质的摄入量不足。维生素C的功能之一,是增加血管韧性,防止血管出血。富含维生素C的食物,主要是新鲜蔬菜和水果。北方地区居民习惯熟食,许多新鲜蔬菜,经过长时间的炖、熬,结果使蔬菜中所含维生素

C几乎完全损失掉。

另外，由于北方气候寒冷，居民在冬、春季节，主要吃贮存的大白菜。而大白菜经过长期贮存，维生素C也受到大量损失。此外北方地区家庭居民膳食中鱼类、瘦肉类和豆类等有利于防治高血压、冠心病的优良蛋白质食物普遍缺乏。以上饮食结构的问题，就成为北方家庭居民高血压患病率高的原因。这种例子很多，如饮食物中长期缺碘，会引起甲状腺肿，严重者发生黏液性水肿，孕妇还可影响后代，使儿童生长停滞，发育不全，智力低下，声音粗哑，矮小，动作迟钝等，即所谓克汀病。长期缺铁会引起缺铁性贫血等。

饮食结构的不合理，还包括从一种倾向发展到另一种倾向的问题。如现在人们因为害怕肥胖，都害怕吃脂肪含量高的食物。于是有的即导致体内脂肪含量不足，从而引起脂溶性维生素缺乏症，产生湿疹病变、不孕症等。

又有的认为摄入食物纤维，能增加胆固醇的排泄，防止血管硬化、高血压发病等。于是大量摄入食物纤维，从而引起胀气，增加粪便。但没有想到在增加脂肪排泄的同时，也降低了其他营养素，如钙、镁、锌等的吸收率，也可减少铁和维生素的吸收。

有的人怕胖，尽可能减少食用含糖食物，但不知心脏的活动主要由葡萄糖和糖原供能，神经系统也只能由葡萄糖供能。血中葡萄糖是神经系统热能的唯一来源，如果糖类摄入过少，血糖降低，即会发生低血糖性休克。

再如维生素，如果饮食中常期缺乏维生素A，可出现暗适应能力降低及夜盲症，还可以出现皮肤、黏膜干燥角化，泪腺、唾液腺、汗腺、胃腺等分泌机能下降，从而引起一系列病变。

此外，由于呼吸道上皮细胞的角化和失去毛，可使呼吸道的抵抗力降低，易被细菌侵袭，特别是儿童，可因此而引起支气管肺炎。相反，如果长期过量摄入维生素A，由于维生素A为脂溶性，不易泄，容易在体内积累，引起维生素A过多症。主要症状为厌食，情绪过度反应，长骨末端外周部分疼痛，肢端动作受限制，头发稀疏，肝肿大，肌肉僵硬和皮肤瘙痒症。如果儿童或成人长期服用维生素A，或大量食用野生动物肝和鱼肝，出现上述症状，即为维生素A中毒，即当停服。

再如维生素D，对骨骼形成很重要，但过量摄入在体内蓄积，也会引起维生素D过多症，出现厌食、恶心、呕吐、腹泻、头痛、思睡、多尿及烦躁等症状。并由于钙大量沉积于心脏、大血管、肺、肾小管以及其他组织，可出现肾功能减退及高血压症状。同时由于体内大量钙从骨中转入其他组织，反使骨骼脱钙。

由此可见，人们在日常生活中，不仅要吃得饱，吃得好，更重要还是要吃得合理，任何营养素过多或过少都会对人体不利。

由于各个家庭的生活环境不同，各人嗜好习惯不一，或者缺少科学知识的指导，无意之中使用了不合理的饮食方法，时间长了，也会影响健康，产生疾病。

有些人吃饭时训斥孩子，造成不良情绪的刺激，通过大脑皮层使消化腺体分泌受到影响，也会引起消化功能的障碍。

有些人嗜茶成癖，刚放下饭碗，便端起茶杯。这样不仅冲淡了胃液，延长了消化时间，而且茶中的碱类物质还会与胃酸中和，影响其分解食物的功能，这就加重了胃的负担，影响了消化，给健康带来了危害。

还有些人喜欢吃烫的饮食，感到"烫心烫肺十分适意"。不知烫坏了食道和胃黏膜，容易引起炎症、溃疡，时间长了甚至诱发癌症。

有些人喜欢暴吃冷饮。在炎热夏天，出汗多，常使人口渴，尤其是劳动或运动之后，往往想吃冷饮。但如果过量，会造成胃肠道血管突然收缩，使血流减慢，血液减少，引起生理功能紊乱，影响人体对食物消化吸收，进而造成腹痛、腹泻等。此外，劳动或运动后，人的咽喉部也处于充血状态，突然受到暴冷刺激，会造成机能紊乱，进而出现咽喉发炎、发痛、发哑等局部不适现象，月经期青年妇女还会造成痛经或停经等现象。

有的人喜欢吃饭泡汤，也会影响消化吸收。因为食物是靠牙齿的咀嚼，口腔分泌唾液、淀粉酶来帮助消化的，饭和汤一起入口，必减少了牙的咀嚼，抑制了唾液的分泌，冲洗胃液，结果增加了胃的负担，日久也会引起胃痛。年龄也与饮食方法有关。人到老年，胃肠功能减弱，加上牙齿脱落，咀嚼能力差，要吃些易吞咽和易消化的食物。每次不可吃得过饱，可采取少食多餐的方法，要避免吃粗硬的饭菜，肉要切得细小些，蔬菜也不可大块，食物不要过冷或过热等等，都要注意。

由此可见，饮食方式和方法对人体的健康关系也十分密切。有些内容人们已经有了共识，如边喝酒、边进餐、边吸烟，有害健康。但对有的饮食习惯，如上述种种情况，家庭中还没有足够重视，也就成为健康隐患。

晚餐四不原则助长寿/健康

有研究表明，晚餐少吃睡得香。正确的晚餐应该吃八分饱，以自我感觉不饿为度。晚餐的时间最好安排在晚上6点左右，尽量不要超过晚上9点。晚上9点之后最好不要再吃任何固体食物。并且，晚餐后四个小时内不要就寝，这样可使晚上吃的食物充分消化。吃晚餐遵循"四不"原则健康又营养。

一是不过甜。晚餐及餐后都不宜经常吃甜食。这一点毋庸置疑，久而久之会令人发胖。

二是不过晚。晚餐吃得太晚易患尿道结石。不少人因工作关系很晚才吃晚餐，餐后不久就上床睡觉。在睡眠状态下血液流速变慢，小便排泄也随之减少，而饮食中的钙盐除被人体吸收外，余下的须经尿道排出。

三是不过荤。医学研究发现，晚餐经常吃荤食的人比经常吃素食的人，血脂高三四倍。晚餐经常摄入过多的热量，易引起胆固醇增高，而过多的胆固醇堆积在血管壁上，久了就会诱发动脉硬化和冠心病。

四是不过饱。晚餐过饮必然会造成胃肠负担加重，使人失眠、多梦，久而久之，易引起神经衰弱等疾病。同时晚餐过饱，必然有部分蛋白质不能消化吸收，在肠道细菌的作用下，会产生有毒物质。中年人如果长期晚餐过饱，反复刺激胰岛素大量分泌，容易诱发糖尿病。

调整不良的作息习惯

在能控制的时候多控制，在能早睡的时候尽量善待下自己的身体。有些事情，电影也好、BBS也好、K歌也好，想想无非感官享受，过了那一刻，都是浮云。唯一踩在地上的，是你健康的身体。

熬夜时，人体中的血液都供给了脑部，内脏供血就会相应减少，导致肝脏乏氧，长此以往，就会对肝脏造成损害。熬夜对人尤其是女性的伤害十分大。由于夜间工作主要靠灯光照明，使人体内产生褪黑激素的自然周期发生改变，夜间的灯光减少了人体褪黑激素的分泌，对女性而言，这将增加人体雌激素的产生，而增加的雌激素与患癌有关系。

《黄帝内经》中说："起居无节，半百而衰也"，就是说，在日常生活中，若起居作息毫无规律，恣意妄行，就会引起早衰以致损伤寿命。现代很多人生活作息很不规律，夜卧晨起没有定时，晚上看电视或者玩游戏到凌晨才睡，而白天又睡到中午才起床，贪图一时舒适，放纵淫欲，身体过度虚耗，又要被迫加倍制造养分以供应所需，其结果必然导致身体加速衰老。

人生活在自然界中，与之息息相关，因此，人们的起卧休息只有与自然界阴阳消长的变化规律相适应，才能有益于健康。这一点古人早已经有所认识，因此提出"日出而作，日入而息"，例如，清晨之时阳气从阴始生，到中午的时候，则阳气最盛，黄昏时分则阳气渐虚而阴气渐长，深夜之时则阴气最为隆盛。

人们应在白昼阳气隆盛之时从事日常活动，而到夜晚阳气衰微的时候，就要安卧休息，这样才能保持体内阴阳运动平衡，使人体的生理功能保持稳定平衡的良好状态。

现代人生活规律被破坏，起居失调，则精神紊乱，脏腑功能损坏，身体各组织器官都可产生疾病。特别是年老体弱者，生活作息失常对身体的损害更为明显。只有建立合理的作息制度，并持之以恒，才能增进健康，尽享天年。

别过度依赖现代文明

科技的日新月异带来了工作和生活上的便利，运用得当，方便生活；过度依赖，则会降低生活质量，诱发"现代病"。

现代文明给人们带来了太多的便捷，人们不必再运动以避寒、阴居以避暑，而是心安理得地生活在人工营造的恒定环境之中，但是这些人工打造出来的环境，会给我们的身体带来不小的影响。比如说夏季室外酷暑炎热，室内开着空调冷气习习，冬季户外冰雪凛冽，屋内暖气融融，温度悬殊使人体腠理汗孔骤开骤闭，应闭藏的反而人为地排泄，应发散的却硬性闭阻。结果时间一长，人体的正常生理功能遭到破坏，失去其特定的内环境稳定性。人体毛孔被空调的冷风激得紧闭起来，体内的浊气就会化为湿邪，导致疾病发生。

此外汽车、电梯、洗衣机等现代工具的发明使用，给人们带来方便的同时，也使人变得越来越懒惰，运动量也越来越少，体质也越来越弱。

而且，人的健康和疾病受到社会环境的严重影响，有些疾病甚至完全是由于社会心理因素引起的。现在的竞争压力越来越大，社会生活的剧变、信息流量的膨胀、效率意识的增长、人际关系的复杂、物质利益的分化等等，使人精神紧张、情绪躁动、心灵疲惫、焦虑不安，种种不良的心理环境是导致心身疾病的重要原因。

中医讲究"形神一体"，始终强调体质是躯体素质和心理素质的综合体，脏腑功能与精神情志之间的联系具有相对稳定的特异性，长期的不良心境会引起身体素质的变化并最终导致疾病的产生。

总之，生活方式的不平衡使现代人群的体质特点发生了巨大的变异，冠心病、高血压、糖尿病、中风等文明病的高发病率、低龄化是这种变异的严重后果之一。因此，在日常生活中，要注意养成平衡的生活方式，按时作息，饮食规律，适量运动，不吸烟喝酒，保持良好的心理状态，这才是健康生活的首要保证。

第二章

打通经络,推动气血畅行无阻

一、经络究竟是什么

经络是能量和信息的通道

健康的生命是畅通的，对肉体来说有经络通、气血通、肠胃通等。在此，我们来重点看看究竟什么是经络？

我认为最直白形象的表达就是——经络是水的通道。从著名经络学家祝总骧教授用现代物理、化学原理起，到他的弟子张维波进一步研究得出，经络的确客观存在的，是唯物的，是存在于肌体组织间类似于河流的通道，它是传输生命能量和生命信息的专业通道。

黄河、长江是中国壮丽山河的内部"经络"，如果黄河、长沙排水不畅，就会涨大水，如果堤岸太脆弱，下游排水不畅，就有可能因堵塞而决堤，造成水灾。

正如身体喝多了水，如果肾功能不好，排尿不畅，那多余的水就会渗透到管道四周的体液中去，就会造成水肿，而且四肢无力感。如果肾功能衰竭的人，脸上、身上都会因水堵塞在细胞间的大小管道空间中而肿得十分吓人。

肉体生命是一个四通八达的网络系统，在这个网络系统有主干道，有次干道，有细枝干道，正如有大地有长江、黄河，也有湘枝沅醴等支流，还有洞庭湖、鄱阳湖等主要穴位，穴位主要贮存特殊能量物质。哪里的细胞组织一旦缺乏能量，大脑就会发出指令调动穴位中贮藏的能源，通过经络管道传送到急需之地。

《黄帝内经》将经络比喻成各种水渠是十分有远见的、正确的。西医觉得人体内有水渠有管道是无知，是笑话，现在看来西医这种说法才是笑话。

当然，经络是流动的物质等，并不像直观的血管里流动的血液一样，大江东去，不舍昼夜，而是慢慢流动的，甚至像地下水一样渗流。

《黄帝内经》中说："地有泉脉，人有卫气"，还说"中焦出气如露，上焦出气如雾。"

血管是血的通道，经络是组织液的通道。经络是由细胞间质构成的网状通道，管道内的结构如海绵体一样，物质在经络中只能渗流，不能畅游，信息除外。

物质能量首先在一级水管——血管中快速流动，接着在进入离毛细血管远一点的地方时，就得靠经络传输了。

打通经络的供排原理

肉体生命健康说明身体的内环境是保持相对稳态进化平衡的，一旦进化平衡被打破，生理内环境的稳定性被打破，就会导致供排不畅，就会出现病变。

血液在血管里高速流动，将能量传输到各个器官，具体从血液的血管壁的"窗口"传输到组织液之中，再从组织液中通过细胞膜开的"窗口"传输到细胞液中。同时，还有一个从细胞到血液的垃圾逆向排毒过程。

肉体内生命的一切都是处在液态的海洋中的，细胞处在细胞液的"海洋"中，组织处在组织液的海洋的，能量和垃圾亦处在"海洋"之中，正因为有了各层次的"海洋"，才为向内向外的供排流动性创造了前提，如果一切都处在硬度背景之中，生命就会死亡，人类就会灭亡。

也可以说，宇宙万物的存在若只有硬环境，就没有流动性，就不可能有生命现象出现。生命是从细胞开始的，因为细胞才使分子组合后"生活"在液态的流动中。正如中国的大西北，多风沙硬环境，生命就少，而江南为什么物产丰富？主要是江南雨水多，流动性强。

有水则有流动性，有流动性则有供排，则能维持生命的动态进化平衡。

由此可以推断：经络的供排进化平衡是健康的基础，生病或亚健康现象都是因为经络的供排失去了进化平衡。也可以说，紊乱是一切疾病的总根子。

紊乱有经络供排紊乱、气血紊乱和细胞紊乱。三种紊乱必然引发细胞生病、组织生病和传输系统生病。《黄帝内经》说，经络是病邪传变的路径。

经络最重要的功能有二：一是运行气血以濡养四肢百骸；二是排走废物毒素。因此，经络不仅能传递正能量，也能变负能量。《素问·皮部论篇》指出："邪客于皮则腠理开，开则邪入客于络脉，络脉满则注于经脉，经脉满则入舍于府藏（脏腑）也"，说明病邪是从小支脉到大主干脉的传递过程。《灵枢·经脉》总结为"经脉者，所以决死生，处百病，调虚实，不可不通也"。

《黄帝内经》认为，百病之生，皆在于经络，而百病之愈，也在于经络。因此，经络是任何学中医的人必修的核心课程。

精神意志对经络通塞的影响

经络的畅通与否是由它运行组织液的能力决定的，而组织液的流量却取决于介质的有效孔隙率，它由孔隙的大小与连通性决定，孔隙越大，连通性越好，组织液的流量越大。

为什么七情变化能引发人体疾病？

主要是意识、思想、思考的观念、文化、制度等能指令中枢神经，中枢神经级主控肌肉的松与紧，肌肉的松紧则直接压迫经络，经络受压则会导致经络通道收缩，从而改变经络组织间隙的大小，直接减少或延缓气血的运行速度，气血运行受阻或无力等，则会滞行成瘀，百病顿生。

《黄帝内经》指出，精神内守，百病不生。我们传统文化中的气功，更是一种用意识系统调节身心灵，尤其是调整经络气血运行机制。李时珍在《奇经八脉考》中说过"内景隧道，唯返观者可照察之"，说明了气功内视时可看到奇经八脉。

最有效的有利于经络通畅的方法是入静，是意识的安静。

入静究竟有什么好处？

入静就能尽量减少中枢意识的活动，减少肌肉的活动，从而达到放松肌肉、疏通经络的目的。

入静和放松是一体两面，意识一放松，肉体就能安静，心一安静，肉体就会放松。因此，放松和安静都是使经络保持畅通的重要方法。

这对矛盾就是身和心的矛盾。

无论是身体病、心理病，还是精神病的治疗，都离不开修心、静心和安心。心是一切疾病的根，心不静，百病丛生；心一静，气血则通，通则不痛，通则无病。

如何入静？

打坐、瑜伽、冥想、默观心斋、坐忘等，都是入静的方法及手段。

所以，我们提倡"五净"养生。五净是一种状态、一种意境，也是一个动态的、健康的过程，包含着静动结合的哲学思想。

第一净是身净。

讲究卫生，身体好，才有竞争力。我自己的做法是：经常洗澡，并且在生活的各个细节上注意卫生。通过身净，可以为健康打下一个良好的外在身体环境。

第二净是心净。

要对自己有一个价值预期判断。要做自己能做的，享受自己能享受的。这不是一种消极的求心净的状态，而是一种入世的思想。将消极求心净转变成积极动态求心净。

第三净是食净。

在大环境改变不了的情况下，至少个人可以给自己安一道"海关"，检验"进口"的东西是否合格，其中包括食物、液体饮料、药物三大类。

第四净是物净。

从大的范围讲就是环境的干净，现在很多老年人买房，除了考虑居住空间外，更多地是考虑周边的环境，比如有没有公园。对中老年人来讲，要做到爱护环境，有环境意识。只有居住的大环境好了，才能让自己的小环境更好。

第五净是事净。

对老人来讲，多参加一些公益性的社团，对自身的健康特别有帮助。在帮助别人的同时，自己也收获了快乐。

如今，为什么医院生意越来越好，病人越来越多。主要是因为想得到的太多，欲和望太多，流动性太强等导致的。

在动和静之间还有一种意识与肉体的状态——意焦状态。

所谓意焦，就是将意识以某种特征聚焦于肉体生命中的某个部位，从而达到改善意焦点周边环境，从而恢复其稳态进化平衡环境的目的。

一般来说，意守丹田是最为普遍的方法，但也有大师研发出了意守身体痛点病变点的意焦方法。

意焦为什么能调理身体甚至治愈多种疾病？一句话，意焦能改善生命内环境使之趋于进化平衡。

当然，意焦并非只死守一点，有时，意焦是会根据不同的经络线路而呈现出流动性的。

无论是静态意焦，还是循经的动态意焦，都是肌肉或组织与意识的高度契合、沟通、一体化，都是爱的体现。

意念在运行中，能调动其他部位的能量，能产生全新的能量，能恢复不通而病变的部位。如积极意念可以产生兴奋度，从而导致肌肉放松，毛细血管扩张，组织液增多，拓宽组织液运行的通道，这就是意念治病的全部内幕。

当然，意念只是一把刀，既可以防身，也可以杀人。在物欲横流的今天，许多人并不能真正静下来放下自我，盲目追寻打坐、冥想、气功等带来快速的好处，结果却因方法不对而又急功近利去空转意识，或用意过重而导致走火入魔。

总之，人的思想、思考和各种欲望都会影响到人体中的经络，进而影响到人体内环境的能量稳态进化平衡，影响到是否发生病变。《黄帝内经》中就早有论述："夫上古圣人之教下也……"所以能年过百岁而动作不衰者，以其德全不危也。

一个人若能神清气定，能守戒，能定心安心，就能做到真气顺畅，经络通畅，人就不可能生病。

从健康长寿角度来说，人类的一切宗教、哲学等人文学科，都是为了养生长寿的。如静心是处理好身心关系，有利于长寿，宗教的献爱心是协调进化平衡人与人的关系，进而实现身心进化平衡和谐，也有利于健康长寿。

真正的原因是经络不通

经络不通，必然导致一方面细胞缺营养，另一方面细胞运动产生的垃圾排不出去，于是，很快就会造成经络阻塞，局部肌体管理失控，要么肿胀，要么疼痛。

只要经络中有阻塞的病理性物质，有滞流的正常物质，就会形成病变。如果不能及时传输物质和排走垃圾，那就会生病，反之则无病。

因此，疏通经络便成为治病的三种主要方式之一。所谓疏通经络，就是失去循经的软组织，使病变部位在外力的作用下促进经络的传输和排毒功能。当然，这个外力可以是针灸、推拿、吃药，也可以是运动、冥想等。当然，疏通病变处也需要一个时间阶段，并不能做到手到病除。

许多人肚皮出现了赘肉，身体臃肿肥胖，都是因为经络内传输功能受阻，从而导致细胞间质累积太多而形成的。

经络病是肉体三通的基础，气血通和肠胃通只是表面现象。经络通是治一切病的关键，是打蛇打在七寸上。

经络对于人类的贡献可与中国古代四大发明比肩，因而被认为是中国的"第五大发明"，近年来，经络养生的风潮越来越热，就是因为人们重新认识了经络医学的价值及其养生治病的功效。可以说，相对于世界上一切医学而言，人体的经络确实是养生治病的最佳捷径。

曾经有人对经络的保养问题做了一个形象且生动的比喻：经络就像道路，生活习惯就如道路上的红绿灯，各种不良生活习惯就是这些红灯，禁止红灯是为了绿灯的畅通。在我们的一生中，处处都设有红灯，如大量吸烟、长期贪杯、纵欲风流、长期熬夜、饱一顿饥一顿、暴饮暴食、情绪总处在极度紧张和疲惫的状态中以及各种违背自然规律的生活习惯，这些红灯会堵塞你的经络。处处闯红灯，你的健康之路还能走多远？

的确，对经络的保养非常重要，早在2500年前的《黄帝内经》中对经络保养问题就有所提及。而对现在的人们来说，全方位的经络保养除了要注重日常健康的生活起居、合理的饮食结构、正确的经络锻炼与保健外，还要保持良好的心态。

在对长寿老人的研究中发现，这些老寿星很多都是心怡气静，即心态非常好，而有病的老人则气躁神疲。可见，人能够长寿，最重要的是心态。如果一个人的情绪不好，那么他的正常生理活动必然会受到影响，身体就会出现各种各样的问题，所谓的"病由心生"，说的正是这个道理。情绪不稳定是导致经络堵塞的重要因素之一。因此，在日常生活中，我们要时刻保持良好的心态，这样才能使自己的经络系统时刻保持畅通的状态，身体才能始终健健康康不生病。

不管是身体保养，还是精神保养，其目的只有一个，就是强化人们的健康状况，以达到长寿的目的，实际上它是一种自我保护措施。

另外，对经络的保养还要遵循十二经络的运行规律，在对应的时辰敲对应的经络，这样才能达到最佳的保养效果。

中医指出，经络由经和络组成，经就是干线，络就是旁支。人体有12条主干线，也叫作十二正经，还有无数条络脉。经和络纵横交错，在人体里构成了一张大网。这张网就是人体的活地图，它内连脏腑，外接四肢百骸，可以说身体的各个部位、脏腑器官、骨骼肌肉、皮肤毛发，无不包括在这张地图之中。下面就带大家认识一下我们身上的这张经络"地图"。

1.经脉——谨防身体旱涝灾害

经脉是经络的主体，分为正经和奇经两类。正经有十二条，奇经有八条，如果说十二正经是奔流不息的江河，那么奇经八脉就像蓄水池。平时十二正经的气血奔流不息时，奇经八脉也会很平静地正常运行；一旦十二正经气血不足流动无力时，奇经八脉这个蓄水池中的水就会补充到江河中；如果十二正经气血过多，过于汹涌，水池也会增大储备，使气血流动和缓，只有这样，人体正常的功能才会平衡。

（1）十二经脉

正经有十二条，即手足三阴经和手足三阳经，合称"十二经脉"，是经络系统的主体。它们分别隶属于十二脏腑，各经用其所属脏腑的名称，结合循行于手足、内外、前中后的不同部位，并依据阴阳学说，给予不同的名称。十二经脉的名称为：手太阴肺经、手厥阴心包经、手少阴心经、手阳明大肠经、手少阳三焦经、手太阳小肠经、足太阴脾经、足厥阴肝经、足少阴肾经、足阳明胃经、足少阳胆经、足太阳膀胱经。

十二经脉是气血运行的主要通道。通过手足阴阳表里的连接而逐经相传，构成了一个周而复始、如环无端的传注系统。就像奔流不息的河流，气血通过经脉可内至脏腑，外达肌表，营运全身。其流注次序是：

手太阴肺经→手阳明大肠经→足阳明胃经→足太阴脾经→手少阴心经→手太阳小肠经→足太阳膀胱经→足少阴肾经→手厥阴心包经→手少阳三焦经→足少阳胆经→足厥阴肝经→手太阴肺经。

（2）奇经八脉

奇经八脉是任脉、督脉、冲脉、带脉、阴跷脉、阳跷脉、阴维脉、阳维脉的总称。它们与十二正经不同，既不直属脏腑，又无表里配合关系，其循行别道奇行，故称奇经。其功能是：沟通十二经脉之间的联系，对十二经气血有蓄积渗灌等调节作用。

（3）十二经别

十二经别，是从十二经脉别出的经脉，主要是加强十二经脉中相为表里的两经之间的联系。由于它通达某些正经未循行到的器官与形体部位，因而能补正经之不足。

2.络脉——警惕气血交通堵塞

络脉是经脉的分支，有别络、浮络和孙络之分，起着人体气血输布的作用。

（1）十五络脉

十二经脉和任督二脉各自别出一络，加上脾之大络，共计十五条，称为十五络脉，分别以十五络所发出的腧穴命名。具有沟通表里经脉之间的联系，统率浮络、孙络，灌渗气血以濡养全身的作用。

（2）孙络

从别络分出最细小的分支称为"孙络"，它的作用同浮络一样输布气血，濡养全身。

（3）浮络

在全身络脉中，浮行于浅表部位的称为"浮络"，它分布在皮肤表面。主要作用是输布气血以濡养全身。

这样一分析，人体经络运行图仿佛一张城市道路交通图一样，呈现在眼前，清晰明了，经络就不是多么复杂的事情了。

二、经络不通的原因及表现症状

经络不通主要原因

经络是人体的活地图，像一张大网一样把身体的各个部位都包括其中了，所以身体哪里有病，这张网上就会有相应的铃铛响起来向我们报警求救。我们只要察看一下是哪条经的铃铛在响，就可以知道是哪个脏腑器官出了问题。这在中医里有句术语，叫"诸病于内，必形于外"。

中医认为，通则不痛，痛则不通。经络不通主要有以下三个原因造成的：

一是胡吃海塞大量的垃圾食品。由于垃圾食品里含有大量的添加剂，这些非大自然的东西，进入人体后，日积月累，就会形成很多体内垃圾而无法排出体外，这些东西最容易堵塞人体的经络。大家如果有兴趣，可以上网查一下一本日本人安部司写的书。我敢保证，看完后，你以后再也不会吃这些垃圾食品了。

二是长期处在空调的环境中。人是热血动物，天热了就要出汗，而出汗本身就是一个排毒的过程，你大量使用空调，不让身体排毒，久而久之，体内的垃圾本来可以正常排出的，也被抑制了，这些垃圾就会堵塞人体的经络。

三是长期一种姿势工作。比如长期使用电脑，造成人体内的气血无法流通，部分肌肉或者组织，长期得不到气血的滋养，这部分的经络自然也就不会通畅。

上述三点，基本上是现代社会的生活方式造成的，所以被称为现代病。

人可以通过经络感能现象获得疾病信息。因为经络是联系人体脏腑的桥梁。例如，心经属于心脏，络于小肠；肝经属于肝脏，络于胆；肺经属于肺脏，络于大肠；肾经属于肾脏，络于膀胱；心包经属于心包，络于三焦；胃经属于胃，络于脾；大肠经属于大肠，络于肺；小肠经属于小肠，络于心；胆经属于胆，络于肝；三焦经属于三焦，络于心包；膀胱经属于膀胱，络于肾；等等。阴经和阳经就这样交通相连，成为纵横交错的网络。如果身体上的哪个部位出现问题，相对应的经络也会出现问题，也就是说，当脏腑功能失调，经络就会出现堵塞，不通则痛，就会导致身体产生压痛点。

经络感能现象是指内脏的病症可以通过与之相通的经络沿线反映出来，具体是出现酸、麻、胀、痛或热感、冷感，或者是出现红线、白线、痘疹带、汗带或其他感觉异常现象，如过敏线、湿疹、痣等。据报道，甲状腺癌患者在手术之前，经络感能可到颈部甲状腺区，手术后开始消失。用经络测定仪是可以感觉肿瘤的。

经络感能还存在着这样的现象，即兴奋的病如高血压、甲亢、过敏性疾病及躁狂症会增强敏感性，反之，抑制性疾病就会降低敏感度，如低血压、抑郁症等，可见经络感能现象的个体差异很大。

另外，清晨刚睡醒状态下可以加强对经络感能的敏感度，所以如果清晨发现上述经络感能信息，应去医院进行检查。

通过脸色看一个人的身体状况也是经络能够预测疾病的最好证明。因为心主血脉，其华在面，面部血脉丰盛，人身"十二经脉，三百六十五络，其血气皆上于面而走空窍"。也就是说，面部的色泽是血气通过经络上注于面而表现出来的，气血的盛衰及运行情况，必定会从面色上反映出来。在中国，健康人的面色通常是微黄，红润而有光泽；如果红润而无光泽，说明身体血足，但缺乏运动；脸上有光泽但没有血色，说明身体气足，但睡眠不足。

脸色苍白是贫血、慢性肾炎、甲状腺功能减退等疾病的征兆；脸色发黄是脾虚的表现，如果突然出现脸色变黄，则很可能是肝胆"罢工"的迹象，急性黄疸型肝炎、胆结石、急性胆囊炎、肝硬化、肝癌等患者常会发出上述"黄色警报"；脸色发黑是肾虚的表现，应适当多吃一些补肾的食物，如核桃、黑芝麻、枸杞等。

人体的各个器官，每时每刻都在运行变化着，一旦发生疾病就会在经络的行走路线上通过种种症状向我们发出报警信号，如果我们能够关注经络，重视这些信号，就能够及早预防和治疗疾病，从而减少疾病对我们生命的威胁，保证我们的身体健康和正常生活。

如何判断自己的经络是否通畅呢？

下面就给大家介绍两种简便易行的小方法。

一是捏肉法。中医认为，"通则不痛，痛则不通"。因此，可以用捏肉法来判断您的经络是否通畅。用手捏起身上的肉，尤其是胆经通过的腿外侧、胃经通过的腿部正面、肾经通过的腿内侧，以及上臂的内外两侧，如果捏着非常痛，就说明您可能是某条经络不通了，而且疼得越厉害，说明经络堵得越严重。

此外，有些人后背像铁板一样硬，别人稍微捏一下就生疼，且常会感觉一天到晚特别疲倦。这也是经络不通的表现，说明他后背的膀胱经全堵住了。

二是过血法。用自己的一只手攥紧另一只手的手腕，过了1分钟左右，会看到被攥住手腕的手掌逐渐从红色变成白色，这时，突然松开手腕，你会感觉一股热流直冲到手指尖，同时手掌也会逐渐从白色变成红色，这种现象称为过血。如果手掌在半分钟内恢复正常的颜色，说明你的经络是通的，如果您的手掌在半分钟内不能恢复正常的颜色，那就说明你的经络可能不够通畅。

"痛则不通"，只要身体出现疼痛症状，不论是什么部位，都代表着此部位的道路不通畅了。

比如，皮肤上长疖子、长痘痘、长斑；身体内长囊肿、肿块；鼻塞、耳鸣、见风流泪、口臭、胃胀、腹胀、胸闷；眼睛不清澈了，有血丝了，眼白开始变浑浊、发黄了；手上、腿上、脚上的青筋凸起比较明显了；浮肿、关节积液；身体内反复不愈的各类炎症，如胃炎、肠炎、妇科疾病等，除了与身体内气血不足有关以外，经络不通也是一个主要原因。

怎么知道自己有没有瘀堵呢？

瘀堵首先会有疼痛。疼痛是好事还是坏事？经络或者血液循环出现问题，所表现出来的最典型症状就是疼痛，所谓"痛则不通、通则不痛"。很多人最害怕的也是疼痛，很多人最急于治疗的还是疼痛。因为疼痛让人无法活动，疼痛让人无法吃饭，疼痛让人无法入睡。但是，有一点也许大家不明白，我们身体一旦有问题，我们怕的不是疼，而怕的是不疼。疼是好事，说明血液循环还没彻底堵死，身体在产生自救，在冲击"瘀堵"。

而一旦堵死了，你就感觉不到疼了，这样反而坏了大事。就像很多人有静脉曲张，我们能够清清楚楚看到一条条血管都被堵死了，可有人感觉到疼吗？也许很多人没注意过，静脉曲张只是在早期才会有疼痛的感觉，到后期彻底堵死就感觉不到疼痛了。血管都被堵死了，我们就感觉不到疼痛了，随之而来的是麻、木、凉，这才是更严重的后果。

所以在这里，我们一定要明白一个道理，如果我们对付疼痛的办法是用的止疼药，千万不要认为以后不疼了就是好事。只有把经络彻底打通了，才是解决疼痛的最根本办法。因为不仅仅是解决疼痛的问题，而是消除隐患的问题。

三、经络不通的巨大危害

使道不通，形乃大伤

每个人都希望拥有健康的身体，但是如果你的身体被一些"垃圾"堵塞了，那么就会导致很多疾病的出现，中医常说"通则不痛，痛则不通"，人体的气血经络就像是一条河流，由于畅通无阻，才能滋养全身的脏腑，才能保证各器官的正常运动，如果被堵塞，那么影响身体的健康。

人体是一个小世界，它如同自然界一样，周而复始，生生不息地循环。五脏六腑各司其职，但又相互滋生、相互制约，共同维持人体内环境的平衡状态。

我们身体里的基础物质——气血津精的摄纳、生化、输布，全依赖五脏六腑的生理功能活动。《素问·调经论》说："百病之生，皆生于五脏也"，也就是说，大多数病都发生于五脏，究其原因，是因为五脏所属经脉中血气运行不通畅而引起的。所以，要保证身体健康，就要保证五脏"通"。

细心的人不难发现，很多毛病都与"堵""瘀堵""憋"有关。及时疏通，避免人体堆积不必要的杂质和废物，才能给身心"减负"。如果生活作息紊乱、不良习惯缠身，那么很容易破坏气血的运行规律，导致"垃圾"堆积，引发健康困扰。

《素问·灵兰秘典论》说："主不明，则十二官危，使道闭塞而不通，形乃大伤。"经络就是臣使之道，"使道不通"指的就是"经络不通"，如果你平常心里不踏实，经常忧虑恐惧，经络自然不通，身体当然就有毛病。

病是由心而生的。而人体这些经络、穴位都是通心的，所以，敲打它们能够缓解身体的病痛。但你的心结如果不打开，身体就无法再上一层楼，只能是处于一种维持的状态，也就是所谓的健康温饱状态，不可能真正地强壮起来。

《素问·灵兰秘典论》上说："主明则下安，以此养生则寿"。

其中，"主"指的是人的精神状态，也就是咱们心脏所控制的情绪。所以，心脏必须安宁才行，"主明"就是心安静下来的意思。"以此养生则寿"，这个时候我按摩穴位，打通经络才管用。

如果你整天胡思乱想，或者是忧虑恐惧、焦虑不安，心里一片混乱，这个时候任你按什么穴位都没用。

接下来，《素问·灵兰秘典论》又说"主不明，则十二官危"，意思是如果人心里老是乱糟糟的，那所有的脏器就都很危险。这时，你天天吃燕窝、鱼翅也不管用。请记住，所有的补品都得在心态平和的状态下才能被人体吸收。

实际上，药补不如食补，食补不如神补。神补是什么？就是补心，就是想尽一切办法让心里不乱。

如果您没意识到这个问题，您的病当然好不了。要知道，人体都有一套自我保护的机制，那就是经络。为什么说经络是人体最好的保护机制呢？因为它是内联脏腑、外通四肢百骸的。

比如说脏腑里面虽然有很多浊气，但是，人体自有一个排气筒、一个下水道是跟外面相通的。有的人虽然吃了不洁的东西，但最后他腹泻了，或者是撒尿撒出去了，这都是排泄管道在起作用。

所以，人要健康，关键是自身的排泄管道不能堵。如果堵了，那就变成死胡同了。人体的毒素就在死胡同里来回周流，只有小循环，没有参与大循环。实际上，人体只有气血进行大循环才能真正保持健康。

在小循环当中，人体只能把垃圾废物暂时堵在身体的某个角落，然后沉积下来。这就像你在房子里乱堆东西，虽然刚开始还堆得下，可随着东西越堆越多，最后就没空间了，这个屋子也没法待了。

气滞。气"堵"在哪，哪里就会出现不适。气滞于脾则胃纳减少，胀满疼痛；气滞于肝则肝气横逆，胁痛易怒；气滞于肺则肺气不清，痰多喘咳。严重的气滞甚至可能是血瘀的前奏。

情绪抑郁、性格内向、因为小事斤斤计较、缺少运动锻炼、过量饮酒等，都会影响气的运行。

血瘀堵。血流不畅，运行受阻，郁积于经脉或器官之内呈凝滞状态，就会出现不同程度的血瘀堵，引起面色淡白或晦滞、身倦乏力、气少懒言、疼痛如刺、舌淡暗或有紫斑等表现。

现代人多数身挑数担，不断处理各种繁杂信息，很容易心浮气躁，进而影响血脉运行。此外，精神紧张焦虑、过度劳累、应酬多、吃得太油腻等，也会使血液过分黏稠，导致流动不畅。

养生就像疏通下水道，其目的是找到并打通人体堵塞的地方。只要把堵的地方打通了，并且让它保持畅通的状态，我们就不用怕什么时候会有垃圾进来了，何况人体垃圾是谁也避免不了的。

人的欲望经常会受到压抑，生活中会有看不顺眼的人，会有心意难平的事，凡此等等。所以，人经常处于一种压抑、困惑的状态，差不多每天都在耗费气血、生产浊气。这些都是很正常的现象。所以，人不要怕有浊气，关键是要保持经络畅通，让浊气可以及时排放出去。

经络通的伟大意义

中医常说的打通经络，就是指要使人体的经脉之气畅通无阻，若经络不通，则气血不和，百病丛生。西方医学是建立在解剖学基础上的近代科学体系，按照西方医学的科研方式是找不到经络的。

而中华养生文化则是建立在经络学说上的生命智慧，经络是养生之根，气血是养生之本，经络不通是百病之源。如《灵枢·经脉篇》里说："经脉者，所以能决死生，处百病，调虚实，不可不通。"这里的不可不通，即是再三强调人体之经脉必须畅通，原因是经脉"能决死生，处百病，调虚实"。

其实，经络就和我们城市里面的下水道一样。城市里下水道的用途是什么？大家都能回答，排污水嘛。下水道的结构是什么样呢？看看图就知道了，污水流经与大地平行的主干管道时，清的水会在上面流动。重的，也就是污浊部分会聚集到坑中，当很多污浊在坑中聚集后，就会影响到整个下水道的污水流速甚至发生堵塞，市政工人发现下水道水流不畅时，会打开坑上预留的井盖，把坑中聚集的瘀堵泥清除掉，污水自然就畅流无阻了。

人体内的经络系统就类似于城市中的下水道，经脉是主干，类似于下水道的主干管道。络脉是分支，类似于下水道里的坑。气血在经络中运行，其中的杂质、污染物、瘀血等最易堵塞络脉。

中药治疗也要以经络为通道，通过经络的传导作用，使药物到达发病处，起到治疗的作用。古代医学家在长期临床实践的基础上，创立了"药物归经"理论。这一理论是运用经络学说对药物性能进行分析和归类的一种分类方法。这一理论的价值主要在于临床分经用药，就是在掌握药物性能的基础上，根据疾病侵犯之经。来选取对应经所需要用的药。例如，柴胡、香附、青皮等药，具有疏肝理气的作用，因而就将其归为肝经，称之为肝经药，可以用来治疗肝郁气滞等病症。

针灸和推拿，主要是根据经脉或脏腑的病变，在体表一定的部位上，利用针刺、艾灸、按摩等物理性的刺激，激发经气的感应传导与调节平衡功能作用，从而达到治疗的目的。针灸推拿治疗，必须遵循"循经取穴"的原则。这一原则也就是说按照经络学说进行辨证，确定疾病属于哪一经，然后根据经脉的循行分布路线和联系的范围选取穴位进行治疗。临床上常用的循经近取、远取，上病下取，下病上取，左右交叉，表里经互取等取穴方法，都是"循经取穴"原则的具体应用。

中医常说的打通经络，就是指通过对经络所在穴位的点按刺激，使对应经络畅通，从而消除邪气，恢复健康。其实，这跟成语讲的"流水不腐"是一个道理，经络一旦通畅，气血就会快速有效地将营养输送到全身，不仅疼痛会消除，而且"正气存内，邪不可干"，人体的健康状态就有了保证。

四、经络不通怎么办

通经络的常用方法

中医学认为，经络就如同人体内的交通网络，它纵横交贯，遍布全身，将人体内外、脏腑、四肢、官窍等联结成为一个有机的整体，在人体的生命活动中，经络起着联系脏腑、沟通内外运行气血、营养全身、抗御病邪、保卫机体等作用，具有十分重要的生理功能。

经络是周身气血运行的通道。要通经络，就是运用针刺、艾灸、按摩等方法，刺激经络穴位，以激发精气，达到调和气血、旺盛代谢、通利经络、增进人体健康的目的。

通经络的方法有多种，效果也不同，一般人可根据自身病症的需要进行选择。下面就向大家简单介绍一下经络养生常用的几种方法，以供参考。

1.针灸疗法

这是通过经络治病最直接的办法，通过刺激体表穴位，疏通经气，调节人体脏腑的气血功能。针灸比较专业，普通人做不了，需要专业医生才能施行。

2.穴位按摩法——行气活血

针灸疗法比较难，但利用一些简单容易操作的穴位按摩手法来行气活血保健养生和治疗常见病，普通人都能做，而且效果非常好。

穴位按摩，顾名思义，就是要通过手法对穴位按摩，以达到治疗疾病或者强身保健的效果。穴位按摩是一种全身性的保健，根据不同病情或强身保健的需要，在身体某一特定部位、经络或穴位上以不同的手法进行推拿按摩，可以收到推而行气血，摩而顺其气，拿而舒其经，按而调其经，点而理其络，揉而活其血等防病、养生、美容、抗衰老的特殊疗效。人体中的瘀堵也可以巧妙地利用穴位按摩的方法来疏通，只要认准了穴位，学会了方法，行气活血，打通瘀堵，其实很简单。穴位按摩我们在家就能自我操作，不受时间、环境的限制，而且它的方法简单，操作方便，安全有效，男女老少都可以采用这一方法自我保养，祛病健身。

人体中有14条经脉，它们纵贯全身，将人体内外、脏腑、肢节联成一个有机的整体。这14条经脉上排列着的人体穴位，有三百多个。现代的通信技术十分发达，手机已经成为人们生活中不可缺少的通讯工具。无论相隔多远，我们都可以用手机与朋友家人相互联系。手机上没有线，它们之间是靠什么而连接起来的呢？其实就是我们肉眼看不到的通信网络，正是这个大网络，我们便能用手机相互通话，沟通信息。我们的经脉实际上就相当于这个大网络，而经脉上的穴位，就是一个个手机，穴位是经脉之气结、聚、散、络、出、入的点，是经络沟通表里内外，运行气血的联络站。

3.灸法

灸法是利用艾草给皮肤热刺激的一种经络刺激法。此法是一种补法，主要应用于慢性病的治疗上。

在实施灸法的时候，先用一点水把皮肤弄湿，在穴位上放上灸，如此艾草才容易立起来。然后点燃线香，引燃艾草，在感到热时更换新的艾草。若没有特殊状况，一个穴道用上述的灸进行三"壮"到五"壮"的治疗（烧完一次艾草，称一"壮"）。

以上三种方法各有特长，可单独应用或按需综合施行，只要操作得法，一般对人体无损伤及副作用。然而，利用经络穴位养生法，有一点必须提起注意：经络理论博大精深，人体穴位内容丰富，针刺、艾灸、按摩等操作方法复杂，如果不是经专门学习训练者，请不要草率施行，以免酿成事故。

4.刮痧

人体内的经络也一样，经络气血一旦不通畅，脏腑组织的代谢废物就无法快速有效地排出体外，代谢废物在体内不能及时有效排出体外就会污染全身，人体就无法保持健康，疾病随时都可能发生。同时，我们吃再好的补品也没用，因为水谷精微不能被运输到全身脏腑组织以提供营养。

那有人可能会说了，我怎么知道经络是通还是不通呢，有探测器吗？我说，经络气血通不通是有信号的，比如很多人会经常没来由地觉得身体哪个地方酸、麻、胀、痛，这些都是经络气血不通的信号，它提醒忙碌的人们注意了，你身体某个部位的经络发生阻塞了。

所以，如果感觉到身体酸、麻、胀、痛时，就需要赶快"下手"打通经络，这样就能在疾病还未露出"狰狞面目"时，将这可怕的"星星之火"扼杀于萌芽之中。所以，我总是让刮痧学员平时自带一个刮痧板在身上，没事就在全身刮刮，也不用出痧。如果感觉哪条经脉、哪个穴位处出现酸、麻、胀、痛的感觉，就要重点刮拭，随时打通经络，防病于无形。

无论用针、灸，还是药给人治病，或多或少损伤皮肤、肌肉、神经、肝、肾等组织器官。而刮痧的情况则不同，它通过刮痧板作用于皮肤，对皮肤和肌肉组织进行适度的挤压，造成皮下组织不健康的红细胞破裂，形成局部出血症状。此时，机体的免疫系统会被充分地调动起来，把这些皮下出血当作外敌来消灭，所以你会发现，大约一周左右的时间，你皮下的出血就会慢慢消失掉，中医讲气化，西医讲吸收。总之，不管怎么个提法，这些皮下出血症状，都会慢慢消失，身体越好的人，消失得也越快。患者的后背在接受了刮痧和拉罐治疗后，长期使用电脑的患者颈部在接受了刮痧治疗后，第5、6颈椎以后会出问题患者在经过长期治疗后，后背颜色已经趋于正常的粉红色。如果身体健康的人，在接受刮痧治疗的时候，颜色应该是粉红色，很少出痧，只有病人、亚健康的人，才会在相应的病灶部位出痧。换句话说，身体健康的人，体内的红细胞大多处于正常状态，当刮痧板对皮肤和肌肉组织施压的时候，正常的红细胞会被挤压变形通过刮痧板，而只有缺少活力的红细胞才会破裂。红细胞的主要作用是携氧。出过痧以后，人体的免疫系统被充分调动起来，新陈代谢加快了，这样不断会有新的健康的红细胞生成，这就是为什么很多人经过刮痧治疗以后感觉轻松许多，一个重要的因素就是健康的红细胞增加了，使得血液中的含氧量提高，肌体自然就充满活力了。

步行，最简单的通经络法

按照中医的理论，"走为百炼之祖"，人的五脏六腑在脚上都能找到相应的穴位。脚踝以下有51个穴位，其中脚掌有15个，是人体的第二个心脏。步行锻炼也就是全身的经络和穴位锻炼。走路时，脚掌不断与地面接触，刺激脚底反射区，使对应的器官加快了新陈代谢，从而达到健身目的。世界卫生组织也有"最好的运动是步行"之说。可是要想达到理想的锻炼效果，走路的技巧不可忽视。

走路时姿势要正确，如头要正，目要平，躯干自然伸直（沉肩，胸腰微挺，腹微收）。这种姿势有利于经络畅通，气血运行顺畅，使人体活动处于良性状态。

步行时身体重心前移，臂、腿配合协调，步伐有力、自然，步幅适中，两脚落地要有节奏感。

步行过程中呼吸要自然，应尽量注意腹式呼吸的技巧，即尽量做到呼气时稍用力，吸气时自然，呼吸节奏与步伐节奏要配合协调，这样才能在步行较长距离时减少疲劳感。

步行时要注意紧张与放松、用力与借力之间相互转换的技巧，也就是说，可以用力走几步，然后再借力顺势走几步。这种转换可大大提高步行的速度，并且会感到轻松，节省体力。

步行时，与地面相接触的一只脚会有一个"抓地"动作（脚趾内收），这样对脚和腿有促进微循环的作用。

步行快慢要根据个人具体情况而定。研究发现，以每分钟走80～85米的速度连续走30分钟以上时，防病健身作用最明显。

另外，值得注意的是，所谓的"饭后百步走"，只适合那些平时活动较少、长时间伏案工作、形体较胖、胃酸过多的人，这类人饭后散步20分钟，有助于减少脂肪堆积和胃酸分泌，有利于身体健康。而对那些体质较差、体弱多病的人来说，则提倡"饭后不要走"，这些人不但饭后不能散步，就连一般的走动也应减少，最好平卧10分钟。因为胃内食物增加，胃动力不足，此时如果活动就会增加胃的震动，更加重其负担，严重时还会导致胃下垂。

循环拍打经络可以使经络畅通

经络看不见，摸不着，西方用多种手段对其实质研究也没有定论，但在中医治病养生中却非常重要。经络包括十二正经和奇经八脉，遍布全身，内连脏腑，外络四肢百骸、皮毛孔窍，沟通内外，贯穿上下。但经络不是静止的，它既然是气血运行的通道，就要使之畅通，这样才能维护脏腑正常的生理功能。若经络阻滞不畅，轻则不适，重则疾病。

古人早就明白这个道理，《灵枢·经脉篇》曰："经络者，所以决死生，处百病，调虚实，不可不通。"故中医治病，无论是针灸还是汤药，总以人体经络的畅通和气机的条达为前提，所谓"用针之道气至为要；灸者温通经络，驱散邪气；砭者之意，以调血络风痹；汤药调理，以入经为妙"。

要保持经络气血的畅通，经验有二：一是心情舒畅，二是每天练功前循经拍打，使身体安然无恙。

循经拍打可使经络畅通，气血畅行，起到防治许多疾病的作用。其实针灸用药也是此意，只不过针对经络瘀滞严重的情况。拍打要按照经脉走行的顺序，以使经脉之气衔接畅通。我们可以四个八拍为节奏，拍打时用力要柔中有刚，力量适度。具体方法如下：

拍打手三阴、手三阳经以八拍（四拍）节奏拍打，以右手自左胸前向手臂内侧向手掌手指方向拍打，然后翻转过来，从手指外侧向肩臂外侧拍打，如此拍打两遍。再以同样的方法、同样的节奏左手拍打右臂。这样就把手三阴手三阳经全面拍打。手三阴、手三阳经包括肺、心包、心、大肠、小肠、三焦脏腑，如此拍打能通心络，补心阴，振奋胸阳，宣肺清痰，增加肺活量，促进肠蠕动，通便理气消腹胀，通达三焦。

拍打足三阴、足三阳经以八拍（四拍）节奏拍打，两手从双腿足踝内侧向上沿腿内侧向上拍打至腹部；然后两手沿着骶髂关节向下沿腿外侧至足外踝方向拍打，然后单腿放在凳子上或踩在高矮适中的台阶上，右手拍左腿前侧，左手拍左腿后侧。如此拍打两遍，再以同样的方法、同样的节奏拍打右腿。这样把足三阴、足三阳经全面拍打。足三阴、足三阳经包括脾、肝、肾、膀胱、胆、胃脏腑，如此拍打能健脾利湿、疏肝利胆、和胃化滞、益肾养阴，通利小便，增强卫气。

拍打任督二脉和膀胱经背部腧穴以八拍（四拍）节奏拍打，单手握拳自大椎沿脊柱向下慢慢捶打至腰骶，即尾骨处，再从腹下沿正中线向上过胸捶打至咽喉，然后双手握拳沿脊柱两旁从上向下捶打，这就把任督二脉和各脏腑在膀胱经的腧穴都捶打了。这样可调理十二脏腑功能，助阳气升发，通利三焦，调理阴阳，增强免疫力。

拍打肩颈部以八拍（四拍）节奏拍打，以左手托右肘，用右手拍打大椎、颈部和左侧肩背部，再用左手同法拍打颈部、大椎和右侧肩背部。然后双手叉腰，收腹，以顺时针转动腰部两个八拍，再逆时针转动腰部两个八拍，但转动幅度不宜过大。可促进肩颈和腰部的气血流通，有助于防治肩周炎、颈椎病。拍膝直膝、弯腰，将脚蹬在一个高矮适中的台阶上，左手拍左膝后部，右手拍左膝前部，然后再左手拍左膝外侧，右手拍左膝内侧。然后以同样的方法拍右膝。这有利于两膝的气血运行，防止或延缓老年性关节退行性病变。

针对曾一度流行的拍胆经保健法，拍胆经固然重要，但其只是十四经脉之一，其他经脉也要拍打，不能以偏概全。坚持一段时间，就会有经络开通、气血畅流的感觉，而神清气爽，心情舒畅，还可防病祛病。动作很简单，每次只需五分钟，效用却很大。

通过"三窝"打通经络迅速排毒

俗话说，冬令进补。一进冬天，很多人备了些人参、灵芝，平时炖鸡炖肉时都会放一些。结果没吃两顿就满嘴起疱、喉咙肿痛，都快说不出话来了。经络在身体内犹如一个城市的下水道，四通八达，联络着每一个脏腑和器官。它将有益的能量输送到身体需要的部位，同时又将人体代谢出来的废物与侵入的外邪及时疏导出体外。找出身体上的排污口，及时清理体内的垃圾，实现内在健康。其实这些排污口很好找，它们有一个共同的特点，就是都"窝"在关节的部位，也就是说，凡是身体上有窝的地方就是毒素瘀堵积的部位，也是身体上的排污口。找到了这些排污口，你就要及时把垃圾都排出去，这样，好的东西才能补得进来。人体的毒易聚在腋窝、肘窝、膝窝。通过"三窝"打通经络迅速排毒：

1.揉按腋窝能除心火

一说起腋窝,很多朋友会想到狐臭,那种难闻的气味就是腋窝这口"排污井"所散发出来的。腋窝处的极泉穴是心经的重要穴位,可以祛除心脏的火郁毒素。所以你应常常去按揉这个地方,以疏通这口"井"。平时容易犯急、暴躁,这是心火大的表现。揉一揉心窝,打通了心经,人就平静下来了。

2.拍打肘窝能除心肺的火气和毒素

肘窝是个经络密集的部位,分别有肺经、心包经、心经这三条经络透过,所以按揉这个部位可以排除心肺的火气和毒素。如果你近期出现喉咙肿痛、痰黄气喘、咳嗽咳血、心烦心热、口疮、失眠多梦等症状,那就是你心肺的火毒壅盛了。

你可以用"朱砂掌"在肘窝这个位置连续拍打5~10分钟。拍完后,肘窝会出现青、红、紫、黑等不同颜色的毒素反应物。1~2周拍一次,可保这口"井"排污通畅。

很多人睡不着,很烦躁,越烦越睡不着,在床上翻来覆去。这时候拍一拍肘窝,打通心肺经,你就能睡得安稳了。

3.膝窝是祛湿毒、排热毒的"关口"

在膝窝中点有个重要穴位叫委中穴,走的是膀胱经。膀胱经是人体最大排毒祛湿通道,而委中穴便是这个通道上的"排污口"。

如果排污口被堵住,湿毒、废气排不出去,就会在体内瘀堵化成热毒。热毒在体内待久了,就成了瘤。另外,侵入体内的风、寒、湿等外邪瘀堵在这里排不出去,就会导致关节炎,可见这个排污口的重要性。所以平时你一定要常清理,方能保证它排毒顺畅,你也才能身心常安。

方法是用朱砂掌连续用力拍打5~10分钟,直到出现瘀斑、痧点等病理反应。1~2周拍打一次,身体就会透过自我排毒的方式来清除这些毒素和垃圾。另外,你觉得压力很大时,也可以透过拍打这个窝来减压。

打通经络的其他方法

经络不通会影响人体气血的运行和各个脏腑的正常运作。要打通经络主要有如下几种方法：

1.有氧运动。有氧运动是指人体在氧气充分供应的情况下进行的体育锻炼，特点是强度低、有节奏、不中断和持续时间长。它有利于加快人体血液循环，增强心肺功能，改善血液循环系统、呼吸系统的机能状况和神经系统的调节功能，对人体气血运行、疏通经络，起到促进作用。

2.气功导引。气功有动静两类。静气功有打坐、站桩、炼丹术等，主要靠意念导引和心理暗示进入清静无为、心境平和、全身放松、经脉畅通、陶冶情操的状态。动功有传统太极拳和现代健身气功，如八段锦、易筋经、五禽戏、马王堆导引术、大舞等，主要的特点是人的肢体运动与人体经络导引意念相结合，以达到疏通经络，促进气血运行，起到治病健身养生的作用。

3.药物内服。主要是通过内服中药，调理脏腑功能，改善人体体质，达到疏通经络和治疗疾病的目的。如壮腰健肾丸、舒筋健腰丸有祛风活络、补益肝肾、强健筋骨、驱风除湿、活络止痛等功能；又如壮骨伸筋胶囊有补肝益肾、强筋壮骨、活络止痛作用；龟鹿补肾丸有壮筋骨、益气血、补肾壮阳功能。

4.药物温敷。通过外敷药膏也能起到疏通经络，促进气血运行作用。如追风壮骨膏，有追风散寒、活血止痛功效，用于风寒湿痹、肩背疼痛、腰酸腿软、筋脉拘挛、经络不通、四肢麻木、关节酸痛、筋骨无力。使用时，用生姜擦净患处，加温软化，贴于患处。温敷可以有助于活血通络。

5.中医理疗。理疗是通过利用人工或自然界物理因素作用于人体，产生有利的反应，达到疏通经络和治疗疾病的方法。常用的物理因素有电、光、声、气、磁、温度和机械力等。电疗分直流电、低频电、中频电、高频电和静电等疗法，光疗分红外线、远红外线、可见光线、紫外线和半导体激光等疗法。

以上几种疏通经络的办法，仅供参考，你应该选择其中最适合于自己的方法，并且循序渐进、持之以恒才能有所收获。另外如果身体已经出现问题，必须尽快看医生。

五、络脉一打通，活上百岁不是梦

打通络脉活百岁，如何打通经络呢？

一是熟悉经络图中重要的每条经络的起点和终点。并且要记住经络中的一些穴位，穴位间的距离不要相隔太远。

二是要找出在自己身体上比较畅通的经络。打通经络要从这些经络上开始进行。

三是一定要找到好的时机，人体是非常勤奋、忠实的，如果某处的经络不通，人体会日以继夜地努力工作来把它打通。举例来说，人体的头痛95%都是经络在打通本身的通道，因为头上的经络非常多。基本的特点是一跳一跳的痛，或是串着痛……我们知道经络在努力工作，我们稍微加点劲，打通经络就很容易了。

四是打通经络的具体方法主要是想，就是人们常说的意念。经络里运行的气，一方面根据人体本身的规律运行，一方面根据人的思想变化。所以病人心情不好、生气会加重病情；相反好心情、高兴愉快会使病情早日康复。

重要的标志是感觉到有气在经络里运动，这相当于我们在旅行时看到了目的地标志物，打通经络已经指日可待了。

经络只是部分不通，初次打通该部分的感觉很像是被男士用的刮胡子刀片划了，非常慢、非常痛，在皮下半公分的地方……不久感觉有颗粒状的东西在里面流过，后来颗粒变成非常细的气流，气流在变大，通道被冲开……通道和好多地方在连通，身体好多地方有各种感觉……这种连通也许要进行很长时间。

打通经络才会懂中医，才会明白中国人的大智慧。

心经：护命摄神，百病祛根

心经起始于心中，出属于心脏周围血管等组织（心系），向下通过横膈，与小肠相联络。它的一条分支从心系分出，上行于食道旁边，联系眼球的周围组织（目系）；另一条支脉，从心系直上肺脏，然后向下斜出于腋窝下面，沿上臂内侧后边，行于手太阴肺经和手厥阴心包经的后面，下行于肘的内后方，沿前臂内侧后边，到达腕关节尺侧豌豆骨突起处（锐骨骨端），入手掌靠近小指的一侧，沿小指的内侧到指甲内侧末端。

中医认为，心在五脏中为"君主之官"。君主，是一个国家的最高统治者，是全体国民的主宰者。相应的，心也就是人体生命活动的主宰，是脏腑中最重要的器官。它统帅各个脏器，使之相互协调，共同完成各种复杂的生理活动，如果心发生病变，则其他脏腑的生理活动也会出现紊乱而产生各种疾病。所以，疏通心经，让它的气血畅通，对身体的整体调节是非常重要的。

《黄帝内经》中说，当心经异常时，反映到人体的外部症状包括：心胸烦闷、疼痛、咽干、口渴、眼睛发黄、胁痛、手臂一面靠小指侧那条线疼痛或麻木、手心热等。经常在上午11点到下午1点之间敲心经就可以缓解这些症状，还可以放松上臂肌肉，疏通经络。点揉和弹拨心经上的重点穴位可以治愈疾病，如按摩极泉穴可以预防冠心病、肺心病，刺激少海穴可以改善颈椎病压迫神经导致的上肢麻木，按摩神门穴可有效治疗失眠等。

心经在午时当令，也就是上午11点到下午1点这段时间，这段时间是上下午更替、阳气与阴气的转换点。所以说，中午吃完饭后要午睡一会儿，睡不着即使闭一会儿眼睛也是好的。因为我们的身体不可能扰乱天地阴阳的转换，最好还是以静制动、以不变应万变，这样对身体才有好处，中医讲究顺时养生，不仅是顺应四时，也要顺应一天里的十二个时辰。

古人就很注重午时练功以达到心肾相交。所谓心肾相交就是要让心火与肾水相交，阴阳调和。但是心在上，为火，容易往上飘，而肾在下，为水，容易向下走，这样心肾不相交，心火会让人一直很精神，处于兴奋状态，睡不着，这就是失眠。对于不练功的现代人而言，午睡就是让心肾相交的一个方法。

小肠经：主治水液病，手到病除

手太阳小肠经的循行路线与大肠经相似，只是位置要比大肠经靠后，它从小指的外侧向上走，沿着胳膊外侧的后缘，到肩关节以后向脊柱方向走一段，然后向前沿着脖子向上走，到颧骨，最后到耳朵。

下午1—3点（未时）是小肠经当令的时间，这段时间小肠经最旺，它的工作是先吸收被脾胃腐熟后的食物的精华，然后再进行分配，将水液归于膀胱，糟粕送入大肠，精华输入脾脏。因此，中医里说小肠是"受盛之官，化物出焉"。小肠有热的人，这时则会咳而排气。

有些人一到下午两三点钟，就会感到胸闷心慌，到医院检查心脏又没什么问题。这是什么原因，究竟是不是心脏有问题呢？《黄帝内经》里说，心与小肠相表里，心属阴在里边，小肠属阳在外边。心为君主之官是不受邪的，心脏病最初可能就表现在小肠经上，所以，在下午1—3点这段时间，也就是小肠经当令的时间，如果有胸闷心慌症状者，一定要注意心脏。

小肠经当令时，人体主要是吸收养分然后重新分配，以供下午的消耗，因此，应在午时1点前用餐，而且午饭的营养要丰富，这样才能在小肠功能最旺盛的时候把营养物质充分吸收和分配。但是营养丰富还有一个前提，就是人体的吸收能力要好，否则再好的营养到体内也会成为无法消化的垃圾，人体还要耗费元气来处理这些垃圾，得不偿失。有时候，我们会看到一些女人脸上有蝴蝶斑，其实这就是小肠的吸收功能不好，垃圾在体内堆积导致的，用西医的观点来说就是内分泌失调。

另外，有的人脾气很急，总是心烦气躁，好争执，这在中医看来就是心火亢盛。心里的火气太大，无处宣泄，就拿小肠经"撒气"了。结果小肠经就会肿胀、硬痛，然后牵连到耳朵、喉咙、脖子、肩膀、肘、臂、腕、小手指，造成这些地方疼痛或麻木。所以，有人说小肠经是心脏健康的晴雨表，是不无道理的，我们一定要对小肠经多加关注，一旦出现类似症状，要及时按摩使之保持畅通。

肾经：激活先天之本，何惧疾病衰老

足少阴肾经起于足小趾下，斜走足心（涌泉），出于舟状骨粗隆下，沿内踝后，进入足跟，再向上行于腿肚内侧，出于腘窝内侧半腱肌腱与半膜肌之间，上经大腿内侧后缘，通向脊柱，属于肾脏，联络膀胱，出于前（中极，属任脉），沿腹中线旁开半寸、胸中线旁开两寸，到达锁骨下缘（腧府）。

肾经是与人体脏腑器官联系最多的一条经脉，健康强大的肾经可能会激发你身体的巨大潜能，让你体会生活的更多乐趣。而肾经如果有问题，人体通常会表现出口干、舌热、咽喉肿痛、心烦、易受惊吓，以及心胸痛，腰、脊、下肢无力或肌肉萎缩麻木，脚底热、痛等症状。

针对这些问题，我们可以通过刺激肾经来缓解：一种方法是沿着肾经的循行路线进行刺激，因为肾经联系着很多脏腑器官，通过刺激肾经就可以疏通很多经络的不平之气，还能调节安抚相连络的内脏器官。另一种方法是刺激肾经上的重点穴位。肾经上共有27个穴位，较常用的有涌泉、太溪、照海穴等。

另外，肾经是在酉时（即下午5—7点）当令，如果需要服中药的话，这个时候服用效果比较好。另外，如果家里有人经常在这个时候发低烧，很可能就是肾气大伤引起的，一定要多加注意。这种情况多发生在青春期的男孩子和新婚夫妇身上。青春期的男孩子情窦初开，手淫的次数可能会比较多，新婚夫妇性生活往往不加节制，这两者都会过多地损耗肾精，伤了元气。

总之，为了我们一生的幸福，一定要了解肾，利用好肾经，这样肾精充足，肾就会变得强大，整个人充满创造力，所有的问题也就迎刃而解了。

膀胱经：让排毒通道畅通无阻

在中医里，膀胱经号称太阳，是很重要的经脉，它起于内眼角的睛明穴，止于足小趾尖的至阴穴，交于足少阳肾经，循行经过头、颈、背、腿、足，左右对称，每侧67个穴位，是十四经中穴位最多的一条经，共有一条主线，三条分支。

申时（下午3点到5点）为膀胱经当令的时段。因为膀胱经经过脑部，而此时膀胱经又很活跃，这使得气血很容易上输到脑部，所以在这个时候不论是学习还是工作，效率都是很高的。古语就说"朝而授业，夕而习复"，就是说在下午申时温习早晨学过的功课，效果会很好。如果这个时候出现记忆力减退、后脑疼等现象，就是膀胱经出了问题，因为下面的阳气上不来，上面的气血又不够用，脑力自然达不到。也有人会在这个时候小腿疼、犯困，这也是膀胱经的毛病，是阳虚的象，很严重。

《黄帝内经》中说膀胱经有问题的人会发热，即使穿着厚衣服也会觉得冷，流鼻涕、头痛、项背坚硬疼痛，腰好像要折断一样疼痛，膝盖不能弯曲，小腿肚疼，股关节不灵活，癫痫、狂证、痔疮都会发作，膀胱经经过的部位都会疼痛，足小趾也不能随意运动。缓解这些症状就要经常在申时刺激膀胱经，但是膀胱经大部分在背部，所以自己刺激时，应找一个类似擀面杖的东西放在背部，然后上下滚动，这样可以有效刺激相关穴位，还能放松整个背部肌肉。也可以在脊柱两旁进行走罐，对感冒、失眠、背部酸痛的疗效很好。在头部，循着膀胱经的循行路线用手模仿梳头动作进行刺激，能够很好地缓解头昏脑涨。

另外，膀胱经是人体最大的排毒通道，无时不在传输邪毒，而其他诸如：大肠排便、毛孔发汗、脚气排湿毒，气管排痰浊，以及涕泪、痘疹、呕秽等虽也是排毒的途径，但都是局部分段而行最后也要并归膀胱经。所以，要想去驱除体内之毒，膀胱经必须畅通无阻。

肝经：保命的万灵丹

我们首先看一下肝经的循行路线：从下往上走，起于大脚趾内侧的指甲缘，向上到脚踝，然后沿着腿的内侧向上，在肾经和脾经中间，绕过生殖器，最后到达肋骨边缘止。肝经和肝、胆、胃、肺、膈、眼、头、咽喉都有联系，所以虽然循行路线不长，穴位不多，只有14个穴位，但是作用很大。

《黄帝内经》认为，肝是将军之官，是主谋略的。将军运筹帷幄的功能，就相当于肝的藏血功能，而"谋略出焉"，指的就是把肝气养足了才能够出谋略，才能让我们更聪明。

因此，我们的聪明才智能否最大限度地发挥，全看我们的肝气足不足，而让肝气充足畅通，就要配合肝经的工作。

肝经在凌晨1点到3点的时候值班，也就是肝经的气血最旺的时候，这个时候人体的阴气下降，阳气上升，人应处在熟睡之中。虽然睡觉养肝是再简单不过的事，但是对于很多经常应酬的人来说，这个时候可能正在兴头上，一笔生意就要谈成了，精神正处于很兴奋的状态，根本不可能睡觉。其实，这是非常伤肝的，现在有很多得乙肝、脂肪肝的人，就是不注意养肝造成的。

有些人虽然没有谈生意，但是也失眠。中医里讲心主神、肝主魂，到晚上的时候这个神和魂都该回去的，但是神回去了魂没有回去，这就叫"魂不守神"，解决办法就是按摩肝经，让魂回去。

也许你会说，半夜时按摩，岂不是更睡不着了，怎么办呢？如果你经常有失眠的情况，那么建议你在晚上7点到9点的时候按摩心包经，因为心包经和肝经属于同名经，所以按摩心包经也能起到刺激肝经的作用。

另外，在肝经上有一个很重要的穴位——太冲穴，是治疗各种肝病的特效穴位，能够降血压，平肝清热，清利头目，和中药中菊花的功效很像，而且对女性的月经不调也很有效，它的位置在脚背上大拇指和第二趾结合的地方向后，在足背最高点前的凹陷处。那些平时容易发火着急，脾气比较暴躁的人要重视这个穴位，每天坚持用手指按摩太冲穴2分钟，要产生那种明显的酸胀感，用不了一个月就能感觉到体质有明显的好转。

失眠的人，除了可以按摩心包经外，还可以在每晚临睡前刺激这个太冲穴，只需几分钟，人就会感到心平气和，自然也就能安然入睡了。

胆经：消除疾病，立竿见影

有些人经常会感到口苦、偏头疼、坐骨神经痛等，其实你只要仔细观察一下，就会发现出现症状的地方都是胆经经过的地方。

胆经是人体循行线路最长的一条经脉，它从人的外眼角开始，沿着头部两侧，顺着人体的侧面向下，到达脚的第四、五趾，几乎贯穿全身。胆经的当令时间在子时，也就是夜里的11点到凌晨1点这段时间。经常熬夜的人会有体会，到夜里11点钟的时候，觉得很有精神，还经常会觉得饿，这就是胆经当令，阳气开始生发了。但是大家一定要注意，不要觉得这个时候精神好就继续工作或者娱乐，最好在11点前就入睡，这样才能把阳气养起来。

《黄帝内经》有"凡十一藏取决于胆"之说，"藏"同"脏"，也就是说人体的五脏六腑11个脏器都取决于胆气的生发，胆气生发起来，人体状态才会很好。反之，胆气如果不通畅，反映在人体的症状就是：皮肤无光泽、口苦、喜叹气、心胁痛不能转身，头痛，腮痛，腋窝肿，锁骨窝中肿痛，大脖子病，脚面外侧发热，胸、胁、肋、大腿外侧、小腿和膝外侧、外踝前及关节都痛，足次趾和小趾不能活动等，这些都是胆经上的毛病。因此，要想更好地让我们的胆发挥作用，就要利用好胆经，让胆气生发起来。

中医认为，只要拍一拍胆经就可以让胆气生发起来。胆经在人体的侧面，拍的时候从臀部开始一直往下就可以了，每天拍够300下，胆经顺畅了，人所有的忧虑、恐惧、犹豫不决等都随着胆经的通畅排解出去了，该谋虑时谋虑，该决断时决断，那么，我们的肝胆必定会日益强壮而没有无谓的损耗，身心也会健康快乐。

有些人拍完胆经后会失眠，这又是为什么呢？胆经和三焦经都是少阳经，其实是同一条经，在手臂上是三焦经，在腿上就是胆经，拍完胆经头痛失眠的人，通常是邪气被赶到三焦经了，若再敲敲三焦经，问题也就解决了。

另外，胆经上有很多特效穴位：阳陵泉治两肋疼痛，光明穴可治老花眼，悬钟治落枕，风市可治各种皮肤痒疹，胆经上的穴位都气感明显而强烈，如能善加利用，都有极好的效果。

胃经：培育我们的后天之本

胃经是人体经络中分支最多的一条，共有两条主线和四条分支，主要分布在头面、胸部、腹部和腿外侧靠前的部分。它起于鼻旁，沿鼻上行至根部，入于目内眦，交于足太阳膀胱经；沿鼻外侧下行至齿龈，绕口唇，再沿下颌骨出大迎穴；上行耳前，穿过颌下关节，沿发际至额颅。它的支脉从大迎穴下行，过喉结入锁骨，深入胸腔，穿过横膈膜，归属胃，并与脾相络。它的另一支脉直下足部二趾与中趾缝，此支又分两支，一支自膝膑下三寸分出，下行至中趾外侧，一支从足背分出，至大趾内侧，交足太阴脾经。

从胃经的循行路线可以看出，与胃经关系最为密切的脏腑是胃和脾。脾胃是人体的后天之本，这是因为每个人在出生后，主要依赖脾和胃以运化水谷和受纳腐熟食品，这样人体才能将摄入的饮食消化吸收，以化生气、血、津液等营养物质，才能使全身脏腑经络组织得到充分的营养，维持生命活动的需要。

除了消化吸收食物外，胃还有一个重要的功能——生血。"血变于胃"，胃将人体吸纳的精华变成血，母亲的乳汁其实就是血的变现，血是由食物的精华变成的。在抚养孩子的时候，母亲的血又变成了乳汁。

按摩胃经，一方面可以充实胃经的经气，使它和与其联系的脏腑的气血充盛，这样脏腑的功能就能正常发挥，就不容易生病；另一方面可以从中间切断胃病发展的通路，在胃病未成气候之时就把它消弭于无形。

当然，按摩胃经的目的主要还是调节胃肠功能，所以饭后1个小时左右就可以开始按揉胃经的主要穴位了，如足三里、天枢等一定要按到；然后在睡前1个小时左右灸一会儿，灸完后喝1小杯水。每天早上

7—9点按揉的效果应该是最好的，因为这个时辰是胃经当令，是胃经经气最旺的时候。

另外，胃经当令之时正好是用早餐之时，所以早饭一定要吃好。很多人以为，不吃早饭就可以减肥，其实这是非常错误的观念。此时吃早饭即使吃得再多也不会胖，因为上午是阳气最足的时候，也是人体阳气最旺盛的时候，食物很容易被消化。胃经以后是脾经当令，脾可以通过运化将食物变成精血，输送给人体五脏。如果不吃早饭，9点以后，脾就是在空运化，它也没有东西可以输送给五脏，这时人体会有不适现象产生，比较明显的表现就是头晕。中医说脾胃是"后天之本"，也是这个道理。因为人要活下去靠的就是食物，而脾胃就是负责食物的消化吸收，脾胃不好，人体运转就会出问题。所以，早饭一定要吃，而且要吃好。

脾经：化掉所有慢性病

脾经在人体中的地位非常重要。在中医理论中，脾属土，而土正是我们人类能够生存的根本。中医认为，脾主要的作用是运化，即把水谷化成精微并吸收，转换成气血津液，传输至全身，保证人体的正常运行。如果肾是我们的先天之本，是我们生命的源头，那么脾的作用就在于不断为先天之本添砖加瓦，维持我们的生命，而脾经正是维持脾脏正常运行的经络。

脾经主要循行在胸腹部及下肢内侧，即从足到头。它从大脚趾末端开始，沿大脚趾内侧脚背与脚掌的分界线，经踝骨，向上沿内踝前边，上至小腿内侧；然后沿小腿内侧的骨头，与肝经相交，在肝经之前循行，上膝股内侧前边，进入腹部；再通过腹部与胸部的间隔，夹食管旁，连舌根，散布舌下。其分支从胃部分出，上过膈肌，流注心中，经气接手少阴心经。

当脾经不通时，人体就会出现一些常见的慢性病：大脚趾内侧、脚内缘、小腿、膝盖或者大腿内侧、腹股沟等经络线路会出现冷、酸、胀、麻、疼痛等不适感，或者全身乏力、疼痛、胃痛、腹胀、大便稀溏、心胸烦闷、心窝下急痛，还有舌根发强、饭后即吐、流口水等。

另外，脾除了有运化的作用外，还有统血的作用，就是统摄、约束血液行于脉内而不外溢。如果脾经拥堵脾气虚弱，不能承担起这种约束功能，就会出现各种出血病症，如呕血、便血、尿血等。

以上症状都可以从脾经去治，最好在脾经当令的时候按摩脾经上的几个重点穴位：太白、三阴交、阴陵泉、血海等。上午9—11点正处于人体阳气的上升期，这时疏通脾经可以很好地平衡阴阳。

另外，《黄帝内经》中说思伤脾。所谓"衣带渐宽终不悔，为伊消得人憔悴"，思虑过度就会扰乱脾的正常工作，使其方寸大乱，反映到身体上就是食欲不振、无精打采、胸闷气短。所以，我们要尽量做到思虑有节，这样脾的功能才会正常，脾经也才能通畅。

肺经：气顺病自消

肺在五脏六腑中的地位很高。《黄帝内经》把它比做"相傅之官"，也就是说肺相当于一朝的宰相，一人之下，万人之上。宰相的职责是什么？他了解百官、协调百官，事无巨细都要管。肺是人体内的宰相，它必须了解五脏六腑的情况，所以《黄帝内经》中有"肺朝百脉"之说，就是说全身各部的血脉都直接或间接地汇聚于肺，然后敷布全身。所以，各脏腑的盛衰情况，必然在肺经上有所反映，而中医通过观察肺经上的"寸口"就能了解全身的状况。寸口在两手桡骨内侧，手太阴肺经的经渠、

太渊二穴就处在这个位置，是桡动脉的搏动处，中医号脉其实就是在观察肺经。

肺经起始于胃部，向下络于大肠，然后沿着胃上口，穿过膈肌，属于肺脏。再从肺系横出腋下，沿着上臂内侧下行，走在手少阴、手厥阴经之前，下向肘中，沿前臂内侧桡骨边缘进入寸口，上向大鱼际部，沿边际，出大指末端。

肺经上分布着3个很重要的穴位，分别是尺泽穴、孔最穴和太渊穴。

尺泽穴位于肘横纹上肱二头肌肌腱桡侧的凹陷处，是最好的补肾穴。通过降肺气而补肾，最适合上实下虚的人，高血压患者多是这种体质。另外，按压尺泽穴对于肺经引起的咳嗽、气喘、咳血、潮热、胸部胀满等很有效。

孔最穴对风寒感冒引起的咳嗽和扁桃体炎效果不错，还能治疗痔疮。孔最穴在前臂掌面桡侧（大拇指方向），在尺泽穴与太渊穴（腕部动脉搏动处）连线上，腕横纹上7寸（手腕至肘共12寸，按比例取穴）。

有人总觉得气不够用，有吸不上气的感觉，这个时候就可以点揉太渊穴（仰掌、腕横纹之桡侧凹陷处）。此穴为肺经原穴，补气效果尤佳。

我们知道，肺为娇脏，很容易出现问题。当肺的正常功能受损时，就会出现咳嗽、气喘、胸闷等呼吸方面的疾病，以及各种皮肤病。所以，我们要格外爱护肺经。

肺经在寅时当令，也就是凌晨3—5点。这个时候，是按摩肺经的最佳时间。但这个时候应该是人睡得最沉的时候，怎么办呢？由于足太阴脾经与肺经是同名经，所以按摩足太阴脾经（上午9—11点当令）也能取得同样的效果。

大肠经：肺和皮肤的保护神

大肠经起自食指桡侧顶端，即挨着拇指的一侧，沿着食指桡侧上行，经过第一、二掌骨（食指和拇指延伸到手掌的部分）之间，进入两筋之中，向上沿前臂桡侧进入肘外侧，再沿上臂外侧上行，至肩部。其分支从锁骨上窝走向颈部，通过面颊，进入下齿槽，再绕回口唇两旁，在人中出左右交叉，上夹鼻孔两旁。

大肠经值班是在卯时，也就是早晨5—7点。这个时候正是排便的最佳时间。因为一般5—7点天就亮了，也就是天门开了，与天门相对应的是地门，即人的肛门也要开启，所以就需要排便。另一方面，人体的气血走向此时也到达大肠，身体经过一夜的代谢，也已将废物输送到大肠，这时如果不把废物排出体外，又会重新代谢吸收，所以，在这个时候起床排便是最好的。已经养成习惯的人自然不成问题，没有养成习惯的人也可以在这段时间到厕所蹲一会儿，促进便意，长期坚持，肯定会对身体有好处。

现在很多人讲排毒，最重要的就是清除宿便，宿便是由于长期便秘积累起来的毒素。现在便秘的人特别多，那么便秘的原因是什么呢？这就要涉及大肠经，大肠经有一个很重要的功能，就是生"津"，这个津就是一种向外渗透的力量。之所以发生便秘，就是津的力量过于强大，把大肠中的液都渗透出去了，而里面的宿便就变得干硬，形成便秘。相反，如果津的力量很弱，液积存得过多，就会腹泻。现代人经常发生便秘，就是津占了上风，而津的力量为什么那么大呢？这就要说到肺与大肠的关系。

中医里说"肺与大肠相表里"，意思就是肺主内，大肠主外，它们通过大肠经相互联系、相互影响。生活中，人们有时候会咽喉肿痛，同时大便不通畅、便秘，一般我们总会说这是"上火了"，但是究竟是上什么火、上火的原因是什么，却很少有人说得清。其实，这是大肠之火通过经络传到与肺相连的咽喉引起的。治这种病，首先要通便，大便通畅了，咽喉肿痛也就不治而愈了。

另外，大肠经有问题，面部也会有反映，所以爱长痤疮、雀斑、酒糟鼻等，甚至会牙疼。如果这时候没有采取措施阻止外邪的进攻，外邪就会长驱直入进入人体的内部——肺经，这时就会出现较为严重的肺病。所以，我们要是出现雀斑、酒糟鼻等问题时，要知道按摩大肠经以"治未病"，及时击退疾病的入侵。

大肠经为多气多血之经，阳气最盛，用刮痧和刺络的方法，最能驱除体内热毒，如果平时进行敲打，就可以清洁血液通道，预防青春痘。还能对荨麻疹、神经性皮炎、日光性皮炎、牛皮癣、丹毒等有很好的缓解作用。

心包经：救人性命

《黄帝内经》里说：心者，君主之官。君主就是皇上，我们知道古时候皇上是九五至尊，是受不得半点委屈的。那么，就需要一个东西"代君受过"，而这个东西就是心包。从名称可以看出，心包与心是有一定关联的，其实中医所说的心包就是心外面的一层薄膜，当外邪侵犯时，心包就要挡在心的前面首当其冲。所以，很多心脏上的毛病都可以归纳为心包的病。如果没有原因的感觉心慌或者心似乎要跳出胸膛，这就肯定是心包受邪引起的，不是心脏的病。

心包经是从心脏的外围开始的，到达腋下3寸处，然后沿着手臂阴面中间的一条线，止于中指。经常敲打心包经对于解郁、解压的效果非常好。拨动心包经时，先找到自己腋下里边的一根大筋，然后用手指掐住拨动，这时你会感觉小指和无名指发麻。每天晚上7—9点之间拨数十遍，就可以排遣郁闷，排去心包积液，对身体是非常有好处的。

到人过了35岁以后，敲心包经更是必要。因为长时间的饮食不合理，不健康的生活习惯，使得血液中的胆固醇与脂肪含量增高，而血液中胆固醇太多时，会逐渐黏在血管壁上，造成血管狭窄，弹性变差，继而导致血液流动不畅，诱发心肌梗死及脑中风等严重并发症。敲击心包经就可以使血液流动加快，使附着在血管壁上的胆固醇剥落，排出体外。

心包经上有一个重要的穴位——劳宫穴。这个穴位很好找，把手自然握拳，你的中指所停留的那个地方就是，劳宫穴是人体气机最敏感的穴位，通过劳宫穴补养心脏的速度非常快。如果在一些场合觉得紧张，手心出汗、心跳加快、呼吸困难，这时你不妨按按左手的劳宫穴，它可以帮你找回从容自信的感觉。

心包经是沿着我们胳膊前臂一直从中指出去的，所以心脏病就会伴有手指发麻的毛病，如果连小指都发麻那就很严重了，因为小指的外围就是心经，小指发麻表明这已经不是心包的病，而可能是心脏的病。当心脏出现刺痛的时候就是心脏病已经很严重了。因此，很多老人都很注重锻炼手指的灵活度，只要手指灵活，就表明气血还能流到身体的各个部位去，五脏就基本没问题。心包经上的内关穴有"宁心安神、理气止痛、和胃降逆"的作用。如果你心率失常，可以在工作之余每天花两分钟左右的时间按揉，力量不要太大，有酸胀感即可。经常按揉内关穴可以增加心脏的无氧代谢，增强其功能。

三焦经：让内分泌协调

我们知道，十二经络中有一个三焦经，那么究竟什么是"三焦"呢？其实，三焦是一个找不到相应脏腑来对应的纯中医的概念，用通俗的话来说，三焦就是人整个体腔的通道。古人把心、肺归于上焦，脾、胃、肝、胆、小肠归于中焦，肾、大肠、膀胱归于下焦。按照《黄帝内经》的解释，三焦是调动运化人体元气的器官，负责合理地分配使用全身的气血和能量。具体来说，三焦的功能有两个方面：一是通调水道；二是运化水谷。

三焦经主要分布在上肢外侧中间、肩部和侧头部。循行路线是：从无名指末端开始，沿上肢外侧中线上行至肩，在第七颈椎处交会，向前进入缺盆，络于心包，通过膈肌。其支脉从胸上行，出于缺盆，上走颈外侧，从耳下绕到耳后，经耳上角，然后屈耳向下到面颊，直达眼眶下部。另一支脉，从耳后入耳中，出走耳前，与前脉交叉于面部，到达眼外角。

三焦经的终点叫丝竹空，就是我们的眼外角，鱼尾纹就长在这个地方，很多女士这个地方还会长斑，所以经常刺激三焦经就可以减少鱼尾纹和防止长斑；三焦经绕着耳朵转了大半圈，所以耳朵上的疾患，如耳聋、耳鸣、耳痛等都可通过刺激本经穴位得到缓解；三焦经从脖子侧后方下行至肩膀小肠经的前面，可以和小肠经合治肩膀痛，还能治疗颈部淋巴结炎、甲状腺肿等发生在颈部的疾病；此经顺肩膀而下行到臂后侧，又可治疗肩周炎，再下行通过肘臂、腕，因此还可治疗网球肘和腱鞘炎。

那么，什么时候刺激三焦经效果最好呢？最佳时间应是亥时，即晚上9—11点，这时候是三焦经当令，气血在此时达到顶峰，所以这时候按摩效果是最好的。中医还认为，晚上10点是性爱的最佳时间，因为亥时是阴阳和合的时段，这个时候是性爱的黄金时刻，也就是通过男女的交合配合身体完成阴阳和合的过程，达到"三焦通泰"。

中医一直都是讲究保精忌色，房事不能过度。在身体健康的情况下，和谐的性爱会令人身心欢愉，激发生机，只有益处没有害处。不过人的身体在非常健康的状态下，神清气爽、全身通泰，性事反而没有太大的吸引力了，反而是经常有性欲的人，身体比较虚弱。

这与我们现代流行的观点是不同的，现在我们经常看到有宣传补肾的药品都是明示暗示，使用了该药品会让你重振雄风之类的，这是一种误导，只是把人们的注意力转移到性爱的欢愉上了，岂不知纵欲对身体有很大的伤害。大家要注意，千万不要为了那一时的快乐，无节制地透支身体，否则你只能是离疾病越来越近了。

西方认为性爱的最佳时间是在晚上10点半，我们传统的中医认为最好是在晚上10点，西医没有给出明确的理由，中医的理由上面已经说了就是为了达到阴阳和合，而为什么比西方认为的要早半个小时呢？这是因为下一个时辰就是胆经当令，应该是熟睡养阳的时候，如果晚上10点半进行性爱，很可能到胆经当令的时候人体还处于兴奋状态，会睡不着，而晚上10点进行性爱，到下一个时辰开始的时候，人体就已经处于熟睡状态了，可以养住阳气。这也体现了中医看问题的一种思想，他们不是孤立地看问题，头痛医头、脚痛医脚，而是认为天地、阴阳、万物之间都是相互联系的整体，需要互相配合才能和谐，所以人什么时候该睡觉，什么时候该吃饭，什么时候过性生活也都是有讲究的，不能随着性子乱来，否则就会伤害身体。

任脉：万毒不侵

中医将任脉、督脉、冲脉、带脉、阴维脉、阳维脉、阴跷脉、阳跷脉归纳起来，称为"奇经八脉"，它们与十二正经不同，既不直属脏腑，又无表里配合关系，"别道奇行"，故称"奇经"。其中，任脉是人体一极为重要的奇经。

任脉起于中极之下，少腹之内，会阴之分，上行而外出，循曲骨、上毛际、至中极，同足厥阴、太阴、少阴并行腹里，循关元，历石门，会足少阳、冲脉于阴交，循神阙、水分，会足太阴于下脘，历建里，会手太阳、少阳、足阳明于中脘，上上脘、巨阙、鸠尾、中庭、膻中、玉堂、紫宫、华盖、璇玑、上喉咙，会阴维于天突、廉泉、上颐，循承浆与手足阳明督脉会，环唇上至下龈交，复出分行，循面系两目下之中央，至承泣而终，共27穴。

任脉的"任"字，有担任、任养之意。从其循行分布部位论其功能，任脉主要是"任维诸脉"，特别是承任诸阴经，故称为"阴脉之海"。诸阴经通过阴维会合于任脉，它受阴经交会，也受足阳明、手太阳交会。下部会阴为督脉、冲脉之会，头部又于目下交会于足阳明，都可见其任受诸阴和交通阴阳的作用。任脉的另一功能是作为"生养之本"而"主胞胎"，即有关妊养、生殖。《素问·上古天真论》说，女性"二七（十四岁）而天癸至，任脉通，太冲脉盛，月事以时下，故有子"；"七七（四十九岁）任脉虚，太冲脉衰少，天癸竭，地道不通，故形坏而无子"。杨上善解释"天癸"为"精气"，即以肾精与任脉相联系，故称为"生养之本"，在成年女性则"主胞胎"。

中医认为，任脉主治关于下腹部、男女生殖器官及咽喉部的疾病，如疝气、阴部肿痛、痞块、积聚、小便不利或遗尿、痔疾等。实证见腹痛，虚证见皮肤瘙痒，气逆则见咽干不利，这均与经络循行相联系。除此之外，还有便泄、痢疾、咳嗽、咽肿、膈寒、脘痛及产后诸疾。

督脉：人体太阳升起的地方

督脉和任脉一样，也是奇经八脉之一。从字的表面含义上看，督脉的"督"字，有总气有统率、督促的作用，古人所说的"总督诸阳"和"阳脉之海"就是这个道理。督脉是阳之会，人本阳气借此宣发，是元气的通道。在这里，最能展现人体的精、气、神，我们常说的"挺直你的脊梁"，就是展现我们的精神的意思。

督脉的功能很多，可以概括为两点：其一，督脉多次与手足三阳经及阳维脉相交会，与各阳经都有联系，所以对全身阳经气血起调节作用。其二，它对脑髓与肾的功能有所反映。督脉行脊里，入络脑，又络肾，与脑、髓、肾关系密切，可反映脑、髓、肾的生理功能和病理变化。肾为先天之本，主髓通脑，主生殖，故脊强、厥冷及精冷不育等生殖系统疾患与督脉关系重大。脑是人的高级中枢，脊髓是低级中枢，而督脉的路线与脊髓有重复的地方。所以，督脉与人的神智、精神状态有着非常密切的关系。

那么，督脉异常的人易发生哪些疾病呢？

督脉气血异常容易导致的主要疾病是关于头脑、五官、脊髓及四肢的，如头风、头痛、头重、颈部发硬、头晕耳鸣、眼花、嗜睡、癫痫、腰背僵痛，还包括手足震颤、抽搐、麻木及中风。所以，神志不清时刺激督脉的穴位很有效，它可以使人苏醒过来。

另外，督脉管理一身的阳气，推督脉就能温肾助阳，使人虚弱的身体变得更加强壮。

在生活中，有一些人总是手脚冰冷，有时候还会止不住地打喷嚏，实际上就是督脉的问题，推一推督脉就能缓解。事实上，打喷嚏在中医看来是身体生发阳气的反应。感冒的时候经常打喷嚏就是因为身体里的阳气被邪气封锁在里面出不来，于是便采用打喷嚏的方式来引发阳气，与邪气对抗。

推督脉的方法很简单：自己用手往后伸，推腰部那一段，每天推十来分钟，推到身体发热就行了。

六、怎样才知道你的经络已经通了

1.身上的肉捏着不感觉痛

检验经络是否通的最简便的方法，就是捏一下你自己身上的肉，看是否痛。尤其是胳膊外侧的三焦和小肠经的位置，或者大腿上的肉，能够很方便和明显地感觉出来。

2.有明显的过血现象

有些朋友不明白什么叫过血现象。很多人可能有过这样的感受，你用一只手攥住另一只手的手腕，一定要攥紧。当过一分钟左右的时候，你会看到被攥住手腕的手掌逐渐从红色，变成了白色，而当你突然松开的时候，你会感觉一股热流一直冲到了手指尖，同时手掌也会从白色，变成红色，这种现象就称为过血。说明你的经络是通的。

那么，对于手掌而言，你很容易了解到过血现象，但如果你的下肢，你的脚是否有过血现象呢？这就不太好做了。很多朋友都有手脚冰凉的症状，说明你的气血亏得很厉害，无法达到你的肢体末端。那怎样知道你的下肢是否过血呢？那就让别人帮忙，压住你的股动脉，然后大约一分钟的时间，猛地松开手，看看你的血能否冲到脚指尖？最好的情况是能冲到脚指尖，而且过血的感觉是呈圆桶状，前后腿一起过。但很多人都过不了膝盖。但凡这种人，都需要好好打通经络。

可能有些朋友问了，你说的股动脉在哪啊？这个位置不太好找，如果你躺平了，用手指稍微用力按压你的腹股沟的位置，你应该能感觉到有一个地方会有跳动感，就像你摸手上的脉搏一样。那里就是你的股动脉。

如果压股动脉后的过血感觉是呈圆桶状并能到达脚尖的话，说明你的经络非常通。反之，就需要通过按摩打通经络了。

3.搓八髎脚会发热

压股动脉，主要是测试你的足三阴经和三阳经的情况，会有明显的过血感觉。如果想重点测试一下督脉及膀胱经的情况，那么就要通过搓八髎的手法了。所谓八髎，是八个穴位的统称。

即上次中下髎，分布在左右两条膀胱经上。

很多从来没有做过按摩的人，经络大体都不通。不仅表现在压股动脉，没有过血的感觉，搓八髎也没有脚热的感觉，大部分人都只有屁股热，好一点的膝盖能热，最好的才是脚能热。搓八髎的方法是用手掌快速在八髎处摩擦，刺激膀胱经和督脉。这只是一种热感，而不是过血的感觉。

4.平躺下肚子塌陷

肚子上集中了人体很多的经络，因此，这个位置的经络是否通非常重要。那什么叫好肚子呢？首先是手捏着不痛，其次是肚子要塌。什么叫塌呢？就是平躺在床上，要能显出肋骨来，往肚子上浇点水而不会流。这样的肚子才叫好肚子。有句话叫，肚子软如棉，百病都不缠。打通肚子这段的经络，主要靠的是刮痧和按摩。一般不适合拔罐。

  如果你的上述四点都能做到了，那么就说明你的经络是通的。这个时候，你只要进补什么东西，身体才能吸收。否则的话，你吃的东西再好，包括你吃的药、保健品，作用都会大打折扣。毕竟，在中国古代，医生们没有遇到像垃圾食品的问题，也没有遇到类似三聚氰胺这类的事，以及众多导致经络被堵的添加剂。

第三章

打通气血,推动脏腑运行畅通

一、气血究竟是什么

中医是如何谈气和血的

所谓气，在中医上来讲就是指构成和维持人体生命活动的基本物质，它的存在是通过生理功能表现出来的，它是虚的；而血我们都知道，它是实实在在的东西，摸得着也看得见。血在人的体内运行，将氧和营养物质输送到全身各处，如果血虚了，就会导致我们的身体缺乏滋养。

《黄帝内经·素问》说："人之所有者，血与气耳。"《景岳全书》也说："人有阴阳，即为血气。阳主气，故气全则神旺；阴主血，故血盛而形强。人生所赖，维斯而已。"生命物质的本源是气。气是构成人体和维持人体生命活动的基本物质之一，它通过人体脏腑功能活动反映出来。这里说的气，可不仅仅是指我们呼吸的空气，它包括呼吸之气、水谷之气、五脏之气等。

一般我们从它的生成和作用来分成元气、宗气、营气和卫气4种。元气是先天之气，而其他三种是后天之气。元气，又称原气、真气，它是先天之精化生的，为肾所藏，必须依赖后天之精的不断滋养，才能不断发挥作用。我们人体的各器官和组织，都是在元气的激发和推动下，发挥着各自的功能，使人体正常生长和发育。宗气，是由我们吸入体内的自然界的空气和经由脾胃消化得来的水谷精气结合而成的。宗气聚积于胸中，贯注于心肺之脉，从而保证呼吸运动和推动血液循行。

营气，是水谷精微所化生的精气之一，它进入脉道之中，成为血液的组成部分，因其富于营养，故而称为"营气"。卫气，是行于脉外之气，它本源于先天，但其在发挥功能时，必须依赖脾胃化生的水谷精微的不断补充。卫，有护卫和保卫的意思，卫气的功能主要体现在防御外邪的入侵，同时还能温煦肌肉、皮肤，使肌肉充实，皮肤润泽，汗孔开合。4种气分而运行于脏腑经络之中，合而化为脏腑经络之气。

血，是循行于脉中的富有营养的红色液态物质，它和气一样，是人体生命活动的基本物质之一。血的来源有三个方面：其一是源于饮食水谷的精微物质，它们经脾胃化生而成血；其二是营气化生入心脉成血；其三是肾藏精，肾能主骨生髓，精髓可以化生为血。血的化生过程有赖于脾、胃、心、肺、肾等脏器的共同作用。血循着经脉运行于全身，这种运行一靠气的推动作用，二靠肝、脾的固摄作用（即保证血不溢于脉外）。由于血中的丰富营养随经脉输送到全身，从而保证机体各种功能得以正常发挥。

那么，气血之间到底有着怎样的关系呢？

气的生理功能主要是起推动、温煦、防御、固摄等作用。气能生血，血的组成与生成过程离不开气和气化功能；气能行血，血的运行要依赖气的推动，气虚则会导致血行迟缓、血行不利、甚至血瘀；气能摄血，气能够固摄血，如果气虚不能固摄，就会导致许多出血病，这也是导致贫血的主要原因。

血液是我们人体生命活动的重要物质基础，它含有人体所需要的各种营养物质，在心肺之气共同的作用之下，内至脏腑，外达筋骨，对全身各脏腑组织起着营养的作用。血对气主要是载气和养气的作用，血具有很高的营养和滋润作用。气要依附于血，而血又不断为气提供营养，使气发挥作用。所以，气虚就会导致血行不畅、出血，导致血虚；而血虚则会导致气虚。

人的一生所有活动全是靠气血运行来完成的，血液充盈运行通畅是身体健康的保证。血液不光供给着人体组织每一细胞生存所必需的氧气和营养精微物质，还将人体内对人体无用或者有害的物质排出体外。气血在维持身体健康的同时，是相依相存、相互作用，二者互不可缺，血虚是由于气虚所致，而血虚又反过来加重了气虚，导致气血两虚，如果缺了任何一样，我们的身体就会出现故障。所以气血充盈畅通是保证人体健康的必需条件。先贤说："气血盈，则百病而不生。"我们身体的一切疾病，小到发烧、感冒，大到肿瘤、血栓，都是气血出现问题而导致的。

　　人食五谷杂粮，身体里必然会产生各种各样的瘀堵，这些瘀堵在经脉之间，在脏腑之中，它们无处不在。所有的瘀堵，最后都会造成一个情况，那就是气血不通。血液循行于血脉之中，由气推动，周流全身，血脉为血液循行的管道，如果气机出现异常，血液就不能正常循行。比如说，在管道中间堵上了一堆痰湿，气推着血运行到那里就停滞下来了，过不去了，结果血液运行不畅，受到阻滞，所以就丧失了血液的生理功能，而成为病理产物。

　　那么，气血两虚有什么特征呢？其实，从外表我们就可以看出来。气血虚的人，通常都有很大的眼袋，而且眼睛干涩；皮肤粗糙，没光泽；头发干枯、发黄、开叉；牙龈萎缩、牙齿的缝隙变大；睡眠不好、夜尿多等，这些都是气血虚弱最明显的特征。在生活中，我们经常可以通过观察一个人的脸上的气色，来判定他是否健康。

　　气血通调则身体无恙，百病不生；气血不调则怪病不断，痛苦不堪。一切人体的健康问题都是由气血不畅、气血不足导致的；所有身体问题的调理都要靠通畅气血、补足气血来实现。

　　只要我们让气血畅通，就能百病不生；只要我们把气血补足，人体的自愈能力就会自动开启，发挥作用。

　　气血不畅、不足时，通过食物和药物等来调整机体的状态，补足人体的气血；通过运动和理疗来帮助气血畅通，恢复健康；通过穴位按摩和刮痧等方式来刺激气血，祛除阻碍人体气血通畅的最大障碍。实践证明，这些方法的效果非常好，屡试不爽。

　　日常生活中，只要我们多注意保健，畅通气血、补足气血，健康就会长伴我们左右。只要我们每天都让气血畅通、让气血充足，我们就会"百病不生"，活到天年。大道至简，养生，就是畅通气血，补足气血。

　　"气血"在我们看来是健康的标志，而中医大夫治病时也总是把"气血"两个字挂在嘴边。实事求是地讲，中医的"气血"是一个合成概念，它是"气"和"血"的合称。中医学是这样解释的："气血"是构成人体和维持人体生命活动的基本物质,是脏腑、经络等组织器官进行生理活动的物质基础。通俗地讲,气血就是人体的后天之本,人体的五脏六腑、骨骼经络,乃至毛发皮肤都必须依赖气血的滋养。没有气血就没有生命。

再形象一点说,"气血"其实类似于汽车里的汽油、手机里的电能,如果汽油加满、电量充足的话,汽车和手机就能正常使用;而倘若汽油不够或电量不足的话,无论你怎么折腾,汽车在一定时间后都会熄火,手机也会因电量不足而通话效果不好甚至不能通话。

经络是气血的通道,它输送血气到人体的各部位,也是人体与外界信息(能量)交换的渠道,它外连四肢百骸,内属脏腑组织,发挥营内卫外、平衡阴阳的重要作用,故有"决生死、处百病、不可不通"的经典论述。

气血畅通、充足与否,成为一个人能否百病不生、健康长寿的关键。如果一个人长期超负荷工作、过度劳累、生活不规律等,就必然会气血不足,那能供给五脏六腑的动力和能量也会不够,脏腑为了维持正常的生命活动,必须超负荷运转,一天两天没有问题,时间久了,损伤出现,经络不通,脏腑功能衰弱,身体内部环境一片混乱,那时我们的身体既没有力量及时清理内部的毒素,又缺乏能力抵御外来致病因子的侵袭,因而,生病也就成了意料之中的事情。

"气血足,百病除。"只有气血充足,才有利于全身经络的通畅,有了充足的气血和畅通的经络,人体的脏腑才能得到更好的濡养而使功能强健起来。气血充足、经络畅通、脏腑功能强大,我们的身体就会有一个非常良好的内部环境和强大的免疫体系,既能够及时清理内部的各种毒素,又足以抵御外来的致病因子。气血畅通、充盈,则百病不生,活到天年;气血瘀堵滞、不足,则百病丛生,半百而衰。所以说,气血掌握人的生杀大权,气血足,则身体壮;气血虚,则百病生。

二、气血不通的症状

气血不通的原因

并不是说只要每天吃饱喝足,就肯定能气血充盈。不健康的饮食习惯、缺少锻炼以及生活工作多方面的压力,都会损伤我们的气血,导致疾病。

现在都什么年代、什么生活水平了,吃穿不愁,想吃什么就买什么,鸡鸭鱼肉管够,水果蔬菜任选,营养充足着呢,怎么可能出现气血不调呢?

现代人气血不调的一个重要原因就是营养过剩。现代人的生活水平提高了,每天都有大量的鸡鸭鱼肉蛋奶等油脂多的东西可吃,正应了中医所说的"恣食肥甘,久必伤身"。好吃的东西摄入过多,会加重肠胃的分解吸收负担,肝的消化、肾的排泄也不得不超负荷工作,久而久之,五脏六腑的元气下降,功能减退,就会造成"食伤",吃出糖尿病、高血脂、高血压、脑中风等现代文明病。

现代人气血不调的第二个原因是体育锻炼少了。由于生活质量的提高,需要做体力劳动的机会少了。而运动可以促进人体毒素排出,新血再生,保持健康的状态。现代人吃得好了,运动得少了,所以体内毒素堆积,不能及时排出体外,就会造成气血瘀堵阻。

第三个原因,是现代人的压力比较大。工作压力、生活压力,都像山一般将人压得喘不过气来。人整天不停地思虑,而思虑会消耗掉大量的血,同时思又伤脾,脾主运化,脾伤则会影响血的生成,影响脾胃的功能,消化吸收减弱,久而久之,气血便会不足。

此外,日益污染的生活环境、不规律的作息习惯、不健康的生活方式等,也会损耗我们的气血,并且对气血的再生造成影响,导致身体气血不足、气血不畅。

而气血不足、不畅,反过来又影响人体正常的生理功能,久而久之,积劳成疾,最终导致我们的身体出现各种各样的问题。比如,累得腰酸腿疼，头晕眼花，吃不下饭，或者干脆大病一场。

三、气不通的危害：百病生于气

百病生于气也

人是自然界的产物，气是构成生命的基本物质。人的形体和精神都根源于气，中医认为："人之生死，全赖乎气。气聚则生，气壮则康，气衰则弱，气散则死。"意思是说，气是决定人生死的基本物质，人体内的气机只有有条不紊地积聚、发挥作用，人才得以生存。

因此，体内气旺则健康，一旦失去了气，人就失去了生命。气在人体中运行，发挥着推动、温煦、防御、固摄、营养和气化的作用。

我们身体的新陈代谢是通过气的升降出入形式体现出来的。体内的气有升有降，有出有入，身体保持着一个平衡的状态，因此机体新陈代谢活动才能正常进行。人体的脏腑，经络等组织器官，都是气的升降出入的场所。气的升降出入运动，是人体生命活动的根本。比如说肝气的升发，肺气的肃降，肾水的上升，心火的下降，脾气的升清，胃气的降浊等，都是气机升降出入运动有序作用的结果。人的气机活动正常，各种生命活动的运转就能保持平衡，机体就不生病。

气的活动失常，该升的不升了，该降的不降了，该出的不出了，该入的不入了，身体的气机平衡被破坏，身体必定出现异常，产生疾病，因此就有"百病生于气"的说法。

"百病生于气也"始见于《素问·举痛论》。"百病生于气也，怒则气上，喜则气缓，悲则气消，恐则气下，寒则气收，炅则气泄，惊则气乱，劳则气耗，思则气结。"该篇以九种致病因素即九气所导致的气机失调阐述了百病生于气的观点。这是中医辨证的重要思想，指出了疾病的发生都是各种致病因素所导致的气机失调。

大多数人都将这里的气理解为生气，认为人总生气肯定对身体产生影响，疾病自然因此而生。其实这样理解是比较片面的，确切地讲，这里的气，并非完全是生气，而是我们体内一切气的统称，如经络之气、脏腑之气、天地之气、疫疠之气、六淫邪气、水谷之气、元气、清气、宗气、寒热温凉四气、水气、正气等等。

元代名医朱丹溪说过："气血冲和，万病不生。"人身上的气血达到一种平衡、和谐、通畅、有序的冲和平衡状态，就能保持精力充沛，身心舒畅，体魄强健，益寿延年。反之，气血瘀滞就会生病。

在中医学上，"气"是个非常重要的概念，因为它被视为人体的生长发育、脏腑运转、体内物质运输、传递和排泄的基本推动能源。气不畅，主要表现为四种情况：

"气滞"——气的运动不畅，最典型的症状就是胀痛，如月经引起的小腹胀痛等。

"气郁"——气结聚在内，不能通行周身，从而造成人体脏腑的运转、物质的运输和排泄都会出现一定程度的障碍，如女性胸闷憋气、冬天经常会感到手脚冰冷等。

"气逆"——体内气上升太过、下降不及给人体造成的疾病。上升作用过强就会头部过度充血，出现头昏脑涨、面红目赤等；下降作用过弱则会饮食传递失常，如恶心、呕吐等。

"气陷"——与"气逆"相反，上升不足或下降太过。上升不足则会导致头部缺血缺氧或脏腑不能固定在原来的位置，出现崩漏、头晕、健忘、眼前发黑等；下降太过则会导致食物的传递过快或代谢物的过度排出，从而出现腹泻、小便频数等症。

总之，气是维持人体生命活动的最基本的物质，维持着人体的多种生理功能。张景岳在《类经》里说"人之有生，全赖此气"。气的主要生理功能包括推动、温煦、防御、固摄和气化作用。这五大生理功能在人体生命活动中不可或缺、协调配合，相互为用。

百病生于气，气滞会引起血瘀，血瘀则容易形成脏腑气血不通、肿块、肿瘤。所以经常情绪不好的人容易出现全身或者局部胀痛、周身酸软、腰腹疼痛、失眠健忘、目眩耳鸣、五脏六腑功能下降、面黄肌瘦等症状。

出现这样的症状，就明确了身体已经处于气滞的状态，这时，就要医生及时帮您疏肝理气，把疾病消灭在未形成状态。

当然，谁也难免会情绪暴躁，生点闷气。但您千万不要让这些闷气在体内留宿，这不仅会破坏家庭的和睦，对身体也无益。不论男女老幼都要胸怀宽广、心情舒畅，就可以增强肝经的解郁能力，让您乐得逍遥在人间。

气不足则衰

气也是血液生成的物质基础。《黄帝内经·灵枢·决气》中指出："中焦受气取汁，变化而赤，是谓血。"就是说，位于中焦的脾胃接纳食物，吸收其中的精微物质，经过人体的气化作用变成红色的液体，就叫做血。气推动着血液在人体内循行不息，当一身的气不足时，血液就无法滋养、濡润人的脏腑、形体、感官，脏腑经络和组织器官的生理功能也会随之下降。

就像一部手机，电池的电力只剩下一格时，如果不及时充电，电耗尽后手机很快就会关机，不能再通话。人的身体也是如此，如果总是忽视身体内气不足的状况，一旦发展成为"气衰竭"，人的生命也就随之结束了。

那么如何判断自己体内的气是否充足呢？没有干重活也经常觉得疲惫；每天哈欠连连，一副睡眠不足的样子；健忘失眠，白天犯困晚上却总睡不好；身体经常出现痛证，这些都是气不足的表现。还有些人手脚冬天冰凉，夏天发热，这也是因为体内气不足而引起的。如果人体的躯干是"中央"，四肢是"地方"，体内气不足时，身体就会自动本着"先中央后地方"的原则，优先保证躯干中重要脏器的气血供给，维持生命的正常运转，能分到四肢的气，自然就少了。如果你的手脚是这种冬凉夏暖的情况，你就需要补气了。

现代人大多数都会气不足，为什么会造成气不足的状态呢？现代生活节奏的加快，过度劳累，不能及时让身体得到休息，气就会被消耗掉。我这里说的过度的劳累不仅包括身体的劳累，还包括精神的劳累。悲伤、沮丧或者恐惧的情绪也会导致气不足。这就是为什么心中有不快之事的人，总是特别容易消瘦的原因。

全身之气不足，表现为气息微弱，脏腑功能低下，适应能力较差，不耐风邪、寒邪、暑邪，易患感冒和内脏下垂等疾病。而且一旦感冒或生病，持续时间较长，恢复也慢。由于气息微弱、呼吸短促，气虚体质者一般"懒"得说话。

气虚体质者了解到自己的症状以后，应该以培补元气为基础，再根据自身的状况通过饮食来补益相应的脏腑。

不足就得补，补气的方法有很多，平时多吃土豆、山药、香菇等补气的食物，常常按摩足三里穴、气海穴、关元穴等补气的穴位，都能有效改善气不足的状态。

气有余便是火

有的人会说，既然气这么重要，那么是不是只要补气，就能保持健康的体魄，就能避免疾病的侵袭？于是，许多人盲目进补。听说补气佳品莫过于人参，他们就天天吃，日日补。结果，健康没找着，身体却"补"出了一堆毛病：头痛、烦躁不安、手足心发热、胸闷如堵、腹胀如鼓等等。

实际上，这种盲目补气的做法是不正确的。气虽然是生命之本，但是气又不能太过，过犹不及，这就是咱们中国哲学和医学最智慧的地方。著名的中医大师朱丹溪曾说过："气有余便是火。"就像是给气球吹气，一旦气吹太多了，气球就会爆炸。

可能有些人会说了，气有余的后果不就是上火嘛，最多长个青春痘，口腔溃疡，牙齿疼痛什么的，不算什么大病，吃点泻火的药就好了。实际上，古人说"气有余便是火"指的不仅仅是阴液不足、阳气偏盛所引起的目赤、咽痛、牙龈肿痛等虚火上炎的症候，还包括由于五志过极、色欲无度、相火妄动、饮食厚味等引起的阴虚阳亢，气郁化火而产生的肝火、胆火、胃火、心火的症候。像现在人常患的高血压、心脑血管病等好多疾病都是由于气有余而引起的。如果平时不注意管好你的气，等到出了大毛病，再后悔可就太晚了。

那么气有余的原因又是什么呢？现代人生活好了，想吃什么都能买到。很多人不注意饮食健康，天天大鱼大肉、茅台琼浆，特别喜欢辛辣甜腻的食物，结果身体吸收了大量的能量，却又无处消耗，体内就会产生气有余的现象。特别是一些上班族们，上班坐一天，回家吃饱了就躺着看电视，身体里囤积了大量多余的能量，无处消耗，长此以往，气有余就会产生。还有脾气不好容易发怒的人，体内的气也过盛，三国的周瑜，就是被诸葛亮给气坏身体，结果翘辫子了。

气大伤血，气太过了，血就会虚。常有病人问我，上火了，口腔溃疡，牙齿疼痛，咽喉干痛，身体感到燥热，大便干燥，应该吃什么药才能祛火。这个火，实际上就是我们身体内多余的气。气太过了，就形成了火，火太大了，就会催逼着血在身体内肆无忌惮地乱行。人不能太寒，也不能火大。有人一吃人参补气，鼻血就长流，就是因为他们的气本来就不缺，一补就补过了头。这样既伤了气又伤了血。因此，过和不及，都不是长寿之道。

气有余就要及时泻，把身体里多余的气放出去，才能气血冲和，百病不生。其实方法很简单，两个字：节制。大鱼大肉纵然好吃，但是带来的肥胖、脂肪肝等恶果也是有目共睹的，要克制我们的欲望，点到为止，平常多吃些清淡的食物，对健康是大有好处的。再忙每天也得抽出点时间稍微做锻炼，散散步，爬爬楼梯，都可以消耗掉我们体内多余的气，总是用"工作忙没时间"来做借口，终究会害了自己。保持平和的心态也很重要，没有什么问题是不能和平解决的，不开心的事不要憋在心里，想办法化解掉，保持一个好心情，才能有一个好身体。

气不畅则瘀滞

气不畅又称为气滞。气在体内的运行受阻碍，阻滞在某一位置，就像家里的水管堵住了，水流不下去，溢在了外面。人体是痛则不通，通则不痛，如果气滞于脾脏，则胃纳减少，胀满疼痛；如果气滞于肝，则肝气横逆，胁痛易怒；如果气滞于肺，则肺气不清，痰多喘咳。总之气滞于某处，相关部位都会产生疼痛或其他不适。

气滞严重的还会造成血瘀，古人云：气滞血瘀，百病丛生。气血不通畅导致气血瘀滞，气血瘀滞易导致各种各样的疾病，包括急性病与慢性病。特别需要强调的是，癌的形成主要是因为气血瘀堵。

癌症，这一大众眼中的"绝症"，从中医角度看，乃气血瘀堵的产物。癌的产生过程即血与邪气慢慢地积聚成有形物质的过程。

医圣张仲景在《伤寒论》中提出了正气与邪气的说法。正气主要体现了人体正常生命活动的能力，邪气则是破坏人体正常生命活动的能力。中医认为，如果一个人正气充足，那么他抵御疾病侵袭的能力就强，而邪气的入侵则会导致疾病的产生。所谓邪气，当然是自然界里面的风、寒、暑、湿、燥、火等邪气进入人体，正气的运行就会受到阻碍，从而影响、扰乱甚至改变体内的正常环境。

从中医来看，正气是推动全身血液正常运行的动力。如果它的运行受到阻碍，必然导致血流缓慢，如同水泵与水，如果没有了电这个动力，水就无法泵出去，水也就没有了向前流动的力，就会附着在血管壁上，一点一点，如同瘀堵泥一般，越聚越多。

气血瘀堵，人体的全身脉络便开始出现阻塞，各处运行交而不通，于是就出现了癌症。

所以，预防和治疗癌症，一定要疏通瘀堵，使气血在体内得以自然畅行。

引起气滞的原因有很多种，有些性格内向的人，常常容易情绪抑郁、紧张，有不顺心的事都埋在心里，郁结日久，影响气血运行；喜欢吃油腻食物、甜食，血脂过高，饮水不足，均能导致气血运行不畅；气虚、阳虚体质的人，体内气的推动功能减退，导致气血运行迟缓或瘀积；缺少运动锻炼，心肌收缩力减弱，气血运行也会迟缓瘀滞；各种慢性炎症引起局部组织瘀血、水肿、粘连，这些都会影响气血运行。

气滞血瘀体质宜选用有行气、活血功能的饮食，例如：白萝卜、柑橘、大蒜、生姜、茴香、桂皮、丁香、山楂、桃仁、韭菜、黄酒、红葡萄酒、洋葱、银杏、柠檬、柚子、金橘、玫瑰花茶、茉莉花茶等；桃仁、油菜、黑大豆具有活血祛瘀作用；据报道，黑木耳能清除血管壁上的瘀堵积；适量的红葡萄酒能扩张血管，改善血液循环；山楂或米醋，能降低血脂、血黏度。

气滞瘀血体质宜少吃盐和味精，避免血黏度增高，加重血瘀的程度。不宜吃甘薯、芋艿、蚕豆、栗子等容易胀气的食物；不宜多吃肥肉、奶油、鳗鱼、蟹黄、蛋黄、鱼子、巧克力、油炸食品、甜食，防止血脂增高，阻塞血管，影响气血运行；不宜吃冷饮，避免影响气血运行。

气滞瘀血体质宜用行气、活血药疏通气血，达到以通为补的目的。如柴胡、香附、郁金、当归、川芎、红花、薤白、枳壳、桃仁、参三七、银杏叶等行气、活血药，有助于改善气滞血瘀体质。著名的理气、活血化瘀方剂如柴胡疏肝散、血府逐瘀汤、失笑散，应根据气滞血瘀部位不同灵活选用。

中成药麝香保心丸、复方丹参滴丸，可用于心血管瘀阻初起，出现胸闷、胸痛等症状时服用。

胃腹胀痛、嗳气、大便不爽或便秘，可用木香、陈皮、砂仁、槟榔、豆蔻、厚朴、大腹皮、莱菔子、大黄、神曲、山楂、谷麦芽、鸡内金等，或用保和丸、木香槟榔丸行气、止痛、消食、通便。

气滞血瘀体质如有情绪抑郁，应以心理疏导为主，配合疏肝理气解郁药物，如柴胡、郁金、青皮、香附、川芎、绿萼梅、八月札等。中成药逍遥丸、越鞠丸等，均有较好的解郁作用。

研究发现，人体长期处于气滞血瘀状态，组织缺血，细胞处于"饥饿"状态，会加快衰老。因此，对气滞血瘀体质而言，行气活血有预防衰老的功效。

在生活上，应保持愉快的情绪，有助于改善气血运行。避免大怒、惊恐、忧思等不良情绪对气血运行的影响。坚持体育活动，运动量因人而异。每次运动锻炼应达到微微出汗的程度。体内的水分通过呼吸、皮肤蒸发和大小便排出。如不及时补充水分，可使血液中水分减少，导致血黏度增高，血行缓慢。所以，气滞血瘀体质平时宜多饮水，每天摄入量不低于2000毫升（约8杯水）。

老年人因元气的推动功能减退，容易导致气滞血瘀。宜坚持快步走运动。据测试，快步走时所吸入的氧气，是人体安静状态下的8倍，能大大改善血瘀状态。

寒则气滞，寒则血凝，气滞血瘀体质除衣被保暖外，在寒冷环境的时间不宜过久。冬季室温应不低于20℃。夏季使用空调降温，室温也不宜过低，一般宜保持在25～26℃。每天用热水泡浴，有利于改善全身气血运行，如能定期进行药浴、按摩，则效果更好。

四、气血通畅有什么好处

气血通畅才能排除瘀堵

我们身体里面的主动脉，大血管，就像咱们的长江黄河一样，当然我们知道自然界这个长江、黄河，有时候也会发生瘀堵，有时候一度特别严重的话，下游就会发生崩堤。

《灵枢·脉要精微论》说："夫脉者，血之府也"，血液在人体脉管内循环不休，充养五脏六腑，滋润四肢百骸，以营养机体，维持人体的生理功能。目得血而能视，足得血而能步，掌得血而能提，筋得血而不枯萎，皮毛得血而润泽光华，心得血而神清智聪。

瘀血堆积在我们体内不流动，它对人体没有什么好处，只能给血液循环带来障碍。身体自身原本是可以通过血液循环，将瘀血祛除，用新血代替，而随着我们年龄的增长，积攒的瘀血越多，身体渐渐就失去了完全净化瘀血的能力。所有的疾病都是瘀血造成的，是瘀血堵塞了血管，气血无法正常循环，瘀血排泄不出来，疾病就好不了。

瘀血有什么特征呢？

好血的颜色鲜红，遇水即化，凝固速度慢，在血管内可以流畅地运动,具有运送营养和氧气的能力。而瘀血颜色发黑,从体内流出后很快就凝固成块,比如说女性月经流出血块,这就是瘀血。我们去拔火罐或扎针放血时,流出来的血液大多是发黑的,这些也是瘀血。瘀血遇水不化,它停留在身体任何部位,都会引起疼痛、麻木等症状。

由于血液瘀滞、流通不畅而引发疼痛。血瘀的痛处不移,位置比较固定,何处有血瘀,何处就会痛,而且按下去会有块状物体。相对于好血来说,瘀血没有了运送营养和氧气的能力。

瘀血在身体中的什么位置,就会相应地造成哪个部位的疾病,比如说心经中有瘀血,则表现为心悸怔忡,神志错乱,心痛,癫狂等症状;肺经中有瘀血,会产生久咳久喘久哮,咽燥,痰血,咯血等症状;肝胆中有瘀血,则表现为寡欢抑郁,易烦易躁,多疑多虑,喜怒无常;脾胃中有瘀血,则表现为腹部疼痛、胀满、灼热,干呕频频,反胃,便秘,泄泻等;如果肾经中有瘀血,有可能会出现尿浊尿血,尿时涩痛,尿时中断,少尿等症状。

大多数的疾病,都是由于人体瘀堵导致的。疾病不论来自何方,首先均干扰气血的正常功能,使之紊乱,以致阴阳失去平衡协调,经脉瘀阻不通,气血循行失常。特别是一些慢性病和怪病,刚开始病时,大多是由于某脏腑的气机出了问题,或气太多,或气不足,或气不畅,造成了各种各样的瘀堵,如果在病初始不注意通瘀,等到疾病缠延不去,反复发作,体内气血运行受阻,瘀就进入了脉络中。久病入络是病变发展的规律。清代医家傅山指出:"久病不用活血化瘀,何除年深坚固之沉疾,破日久闭结之瘀滞?"

打通瘀堵,实际上就是调动身体里的气,气运行顺畅了,自然会有力量将瘀堵推开,所以我们应该注重调理气血,畅通经脉。清代著名医学家高士宗说:"通之之法,各有不同。调气以和血,调血以和气,通也。上逆者使之下行,中结者使之旁达,亦通也。虚者助之使通,寒者温之使通,无非通之之法也。若必以不泄为通,则妄矣。"从中可看出,我们也可以借助一些药物的辅助作用,增强气血的循环能力,比如说或发散、或温中、或利水、或攻下、或调理气血、或温解寒邪、或活血化瘀、或宣通气机，均具有不同程度的"通"的作用。

只要正气充沛则百脉俱通，气血旺盛了，邪毒又怎么能够在经络中停滞瘀积呢？瘀堵使气血不通，人体中自然就会疾病滋生。那么如何去打通瘀堵呢？最根本的方法，还是靠气血的力量，气血旺盛有力，它们就可以冲开瘀堵，使运行管道保持顺畅。就好像我们清理屋外的排水沟一样，用水管里的水是无法将水沟里的落叶、垃圾等冲开，如果你拿一个高压水枪，哗啦一下，排水沟就全被冲干净了，水流也就顺畅了。

气血是支撑我们生命的重要物质，本来气血就不足了，那它肯定会先维持你身体最基本的生存活动，运输垃圾的事，当然暂时放下了。就好像你手头拮据，所剩无几的钱肯定先支付在温饱上，旅游、看电影这些精神享受当然要让位于温饱。那么气血从哪儿来呢？

大部分是从食物中获得。很多减肥的女孩子，都喜欢选择节食来减肥，这实际上是最无效的减肥方法。为了减少营养过剩，就不吃饭，每天吃点黄瓜苹果度日，本来身体中气血能量就不足，没有能力去运走那些囤积的垃圾，再加上不吃东西，气血更虚弱，脾胃更加无力运化。结果，每个脏腑的垃圾身体都无力去运化，都堆积在自己的通道里面，这样的你怎么能不胖？

所以说，正确的减肥观念，就是要除瘀，也就是要补气血，排出体内的垃圾，因此食物是万万不能少的。有的朋友说，节食无法减肥，那我就多吃点，大鱼大肉多补点，补足了气血不就瘦了吗。这样的做法就陷入了另外一个极端。

我们说过，脾胃的运化无力，才造成了垃圾废物的堆积，本来脾胃的功能就弱，你还大鱼大肉，吃下一堆难以消化的东西，给脾胃增加负担，气血没补足，脾胃却越来越弱，垃圾越来越多，恶性循环下去，最终高血压、高血脂、糖尿病等疾病就会找上你。

合理的饮食，其实是减肥的关键，我们既要从食物中得到养分，补充气血，又不能给脾胃造成负担。清淡的蔬菜、杂粮等，都是很好的减肥食物。

每天敲打胆经，可以消除脂肪，每天按摩腹部的中脘穴、天枢穴等，可以帮助你排出浊气。足三里穴和丰隆穴都是补气血的好穴位。人体中很多补气化瘀的穴位，对减肥都有很大的帮助。

气血通畅，百病不生

1.气血通能够解除肌肉疲劳

正常人身体各部有一个酸碱平衡的内环境，一旦打破了这种内环境平衡，人体就会出现不适或患病。如腰背部软组织疲劳过度，造成局部血液循环不良，局部缺血、缺氧，二氧化碳聚集，酸性代谢产物增多，所以出现腰背部"酸痛"现象。在阴雨天血液循环会更加不畅，这就是腰背部酸痛容易加重的原因。有的人长期缺乏锻炼，突然运动量增大时也会出现腰腿部酸痛的现象。这也是由于血液循环不良，二氧化碳聚集，酸性代谢产物增多的缘故。

在疲劳酸痛的部位进行气血通，可以加速局部的血液循环及淋巴回流，增加局部组织的营养供应，加速二氧化碳、酸性代谢产物以及其他有毒物质的排泄，从而解除肌肉的疲劳状态。

2.气血通能够调节精神紧张

现代社会生活节奏加快，各行各业，各个领域的竞争激烈，再加上营养配置不合理，环境污染严重，体育锻炼少，活动空间狭窄，人们常常觉得身体疲惫，精神紧张，大脑疲劳。医学上称这种感觉为精神紧张综合征。

气血通可以消除精神紧张，解除大脑疲劳。如膀胱经走罐可以疏通五脏六腑的经气，改善全身的血液循环，尤其加速大脑皮层的血液循环，促进大脑皮层的氧气及各种营养物质的供应，促进大脑皮层的二氧化碳及各种毒素的排除，另外还能通过脊神经根反射性地刺激中枢神经，从而调节神经系统的功能活动，避免或消除精神紧张和大脑的疲劳状态。

3.气血通可以治疗各种疼痛

"不通则痛，通则不痛"，这是中医治病常说的话。祖国医学认为，疼痛主要是由于经络、气血瘀滞不通所致。气血通疗法具有疏通经络、行气活血、祛除瘀滞的作用。有些常见的疾病，如急性腰扭伤、落枕、头痛等疾病，局部使用气血通，可起到立竿见影的止痛之效，气血通具有缓解疼痛、家庭保健的作用。

现代医学认为，疼痛是大脑皮层对身体某一局部病症的病理反应。由于疼痛部位的血液循环受阻，酸性代谢产物聚积，或炎症、癌症等疾病产生的致痛物质刺激了末梢神经的化学感受器，这些刺激通过神经传到大脑皮层即反应为疼痛；气血通可以调整神经系统的功能，改善全身的血液循环和淋巴循环，促进体内的新陈代谢。大脑的功能得到了调整，改变了原来的痛觉，血液循环的改善加速了体内酸性代谢产物和有害致痛物质的排除，同时缓解了局部血管和平滑肌的痉挛程度，解除了末梢神经的压迫症状，具有明显的缓解疼痛的作用。

4.气血通治疗老年人出现的血管硬化

人随着年龄的增长，各个器官相继老化，疾病也会越来越多，即使没有疾病，随着机体的老化也会出现这样或那样的不适或不便。血液在脉管中流淌，终年循环不畅，血液中的一些脂肪或杂质沉积在血管的内壁上，天长日久，越积越厚，使血管壁变硬，血管腔狭窄，这就是动脉硬化的根本原因。

气血通疗法可刺激血管壁收缩和舒张，增加血管壁的弹性；促进血液循环，增加全身各组织器官的营养供应，加速有毒废物的排除，因而对于动脉硬化可起到预防作用。

5.气血通预防胃肠道疾病

取足三里、脾俞、中脘穴15分钟，至皮肤出现红色瘀血为度，每周治疗1次，4～8次为1疗程。足三里穴属足阳明胃经，是人体最重要的保健穴位，有关足三里的经络理论已经被大量现代科学研究所证实，足三里穴对胃肠道的功能有双向的良性调节作用，所以有"肚腹三里留"之说。脾俞是脾经的经气输注在背部的穴位，中脘是胃经的经气汇聚于腹部的穴位，所以经常在这几个穴位气血通具有健脾益气，调理肠胃的功能，对于容易患腹痛，腹泻等胃肠道疾病的人有一定的预防作用。

6.气血通预防心血管疾病

取内关、心俞、膻中穴拔罐，留罐10～15分钟，使穴区皮肤出现红色罐斑为度，每周使用治疗2次，7～10次为1疗程。内关穴是手厥阴心包经的重要穴位，为四总穴之一，与奇经八脉中的阴维脉相通，合于胃、心、胸、心包乃心之外围，对心脏具有保护，代心受邪的作用，所以经常在内关穴拔罐，能激发心包经的经气，使心包经的气血畅通，对心脏也有重要的调整作用。心俞是心经的经气输注于背部的穴位，膻中乃心包经的经气汇聚于腹部的穴位，气之会穴，所以在三个穴位经常拔罐，具有宽胸利膈，宁心安神的作用，可以防止各种心血管疾病的发生。

7.气血通疗法预防呼吸系统疾病

选择天突、肺俞和风门穴。天突穴皮肤不平，应选用口径较小的罐，肺俞和风门穴距离较近，可选用口径较大的罐将两穴同时拔于一个罐内。每周治疗2次，7～10次为1疗程。

呼吸系统疾病往往是由于外感风寒之邪所引起或诱发，天突为任脉之穴，位于胸骨上窝正中，是气体流经之穴；肺俞为肺经的经气输注于背部的穴位，肺主气，司呼吸，外合皮毛，开窍于鼻，外邪侵入人体首先伤及于肺脏；风门顾名思义乃外邪出入之门户，善治一切风症；所以经常在这几个穴位拔罐具有宣肺止咳，解表通络，调理气机的作用，对于经常患感冒、气管炎等呼吸系统疾病的人具有一定的预防作用。

8.气血通预防颈椎病

对于那些经常伏案工作的人，或长期用枕不当，睡眠时颈部得不到支撑，头部呈强迫性低头姿势的人来说，最容易患颈椎病。而经常在颈部两侧的夹脊穴和颈肩部的肩井、天宗、秉风、肩外俞、阿是穴等穴位拔罐，或者在颈部疼痛部位走罐，具有疏通颈部经络，调整颈部的气血运行，缓解肌肉的痉挛状态，所以对于颈椎病的病人可以起到预防和治疗作用。

9.气血通预防腰背部疼痛

腰背部疼痛在临床上非常常见，主要是由于急性扭挫伤、长期慢性劳损或外感风寒湿之邪导致经络气血不通所致。背部主要是督脉和膀胱经所循行，所以取穴以取督脉和膀胱经的穴位以及夹脊穴和阿是穴为主，手法多采用走罐法或多罐留罐法。如可选取腰背部的夹脊穴、背俞穴和命门、委中、腰俞、腰眼、阿是等穴位拔罐或走罐，以疏通腰背部的经络，促进背部的气血运行，缓解局部肌肉的痉挛状态，所以对于预防和治疗腰背部疼痛有一定的疗效。

五、气血不通的根本原因

气血不通是如何而来

气血不通的因素很多，如寒、热（火）、虚、湿以及精神情志、饮食习惯、环境居住、跌扑外伤等可致瘀，尤其与虚、郁、寒、热关系更密切。血流畅通，实际上就是强调血液必须在脉中运行不息，才能发挥正常的生理功能。若因气滞、气虚、血热、血寒等因素，致使血滞脉内，或由跌打损伤，致使血溢脉外，均能形成血瘀。气血不通属病理产物，但同时又可成为致病因素，因此，许多疾病都会有程度不等的气血不通存在。那么气血不通是如何而来的呢？

一是寒邪致瘀。

寒是冬季主气。寒邪致病多在冬季。有内寒与外寒的区别。外寒是外界的寒气侵犯人体而发生疾病的病邪，伤于肌表，称为伤寒，直中脏腑的则称中寒。内寒则是人体机能衰退，阳气不足而致的病证。内、外寒不同，但可相互影响。如阳虚内寒之人，易感外寒；而外寒侵入，易伤阳气，引起内寒。

寒为阴邪，易伤阳气。卫阳受损，则恶寒；寒邪中里，直中脾胃或伤肺肾之阳，则出现畏寒肢冷、下利清谷等证。寒性凝滞，易致气滞血瘀，使经脉不通，"不通则痛"，出现周身疼痛或脘腹疼痛等痛证。寒性收引，寒邪伤人，易气机收敛牵引作痛。

寒在皮毛腠理，毛窍收缩，卫阳郁闭，发热恶寒，无汗；寒在肌肉经络，则拘急不伸、冷厥不仁、脉浮紧。寒邪致病与肾脏关系密切，肾中藏有真阳，为一身阳气之本。

外寒和内寒都会导致体内瘀堵。《黄帝内经》说："阴胜则阳病"，即寒邪最易损伤人体的阳气。身体里的阳气受损或被遏制，就无法温煦机体。气为血帅，气对血有推动、统摄和化生的作用。

《本草纲目》曰："气者血之帅也。气升则升，气降则降；气热则行，气寒则凝。"血在经脉中之所以能不停地运行周流全身，正是因为气的推动。气行血亦行，气滞血亦滞。如果受了寒邪，伤了阳气，气伤了，不动了，血自然也就停滞了。

气滞血瘀，则经脉不通，"不通则痛"，所以觉得冷的时候，我们的身体常常会出现周身疼痛或脘腹疼痛等证，这就是气滞血瘀的典型症状。寒为阴邪，有收缩牵引的特点，寒主凝滞，即凝结阻滞，其实这和我们平时所说的"热胀冷缩"道理相似，气血受到阻滞运行不畅，因此，血流缓慢，血液就会凝聚，导致血瘀症或加重原有的血瘀。

二是热邪致瘀。

我们说寒邪容易致瘀，其实热邪也是致瘀的主要原因之一。血受热邪煎熬，凝聚成瘀。热邪为六淫之一，人体遭受热邪后可出现热象、伤阴、动风、动血并引起发热、口渴喜冷饮、大便干、小便黄、烦躁、苔黄、舌质红、脉数。热甚时可出现抽搐、痉挛一类风动或出血等症。

三是气滞血瘀。

人体内的气是不断运动的，气升气降、气出气入，血液的流动、能量的转化、汗液的流出、大小便的排泄……这一切都依赖气的运动。然而，一天，气的运动在身体的某个地方突然停滞了下来，接着，血液的流动也随之停滞了下来……这就是气滞血瘀堵。通则不痛，痛则不通。气滞血瘀堵出现在哪里，哪里就会出现疾病。气滞血瘀堵出现在心脏，人就会心慌、胸闷、心绞痛，最后患上心脏病。气滞血瘀堵出现在肺上，人就会呼吸困难，患上哮喘、肺炎和肺结核。气滞血瘀堵出现在胰腺上，人就会血糖升高，患上糖尿病。气滞血瘀堵出现在肝上，人就会脾气急躁，患上肝炎、肝硬化和肝癌。气滞血瘀堵出现在胃上，人就会胃酸、胃痛，患上胃炎、胃溃疡和胃癌。气滞血瘀堵出现在脑部，大脑供血不足，轻则头晕目眩，记忆力下降，重则会患上脑出血、脑血栓、脑梗死、脑萎缩和老年痴呆。正如《黄帝内经》所说："血气不和，百病乃变化而生。"

四是气虚血瘀。

我们身体中气推动血液的循环，尤其是心气，当心气不足，推动无力，就会引起血瘀。就好像推车一样，你有力了，车子才能往前动，太虚弱，无力去推动车子了，车只能停在半路，结果迎面来的车过不来了，跟在后面的车也过不去了，一辆车就引起了交通大堵塞。

随着我们年龄的增长，身体里的气在与自然和疾病的斗争中会慢慢地消耗掉，脏腑的气机就衰减了。气虚血瘀者，说话语声低怯，呼吸气息轻浅。如果肺气虚，人对环境的适应能力差，遇到气候变化，季节转换很容易感冒。冬天怕冷，夏天怕热；脾气虚主要表现为胃口不好，饭量小，经常腹胀，大便困难，每次一点点。也有胃强脾弱的情况，表现为食欲很好，食速很快；再有就是脾虚难化，表现为饭后腹胀明显，容易疲乏无力。

气虚者还经常会疲倦、怠惰、无力，整个人比较慵懒，能躺就不坐，能坐就不站。气虚者易患肥胖症、内脏下垂、排泄不适、慢性盆腔炎等。

五是外伤血瘀。

《诸病源候论》说："血之在身，随气而行，常无停积，若因堕落损伤，即血行失度……皆成瘀血。"跌打损伤，会使我们的皮肤、络脉受到伤害。人体是一个完整的、精微的机体，若某处损伤，损坏了这个机体的平衡，破损的地方就会出血而致瘀，使局部青紫，刺胀作痛。有的时候，我们的身体受到损伤，但是皮肉没有破，比如说被门夹了手指头，被重物砸了脚等等，可能一时之间看不到有什么损伤，就是觉得有些疼痛，但第二天，就会发现受伤的地方变成紫青色，或者是红肿起来。实际上，外力的作用已经改变了体内经脉的方向和形状，使肌肤筋脉受到了创伤。气血受到突然的侵袭，流动就会缓慢下来，甚至会不循脉道，旁溢于外，渐渐瘀积，成为瘀血。

六是病后血凝。

生病，特别是大病、久病之后，大伤元气，致经脉血瘀，阻塞血行，新血不能养发及肌肤，而致头发脱落、肌肉枯萎。产后也容易产生血瘀，生产时胎盘与胞宫剥离，形成创口，造成阴血外溢，或血脉不畅，或血脉断伤，或秽浊恶露等，形成瘀血，故生产亦可作为致瘀之因。如有"产后腹痛，烦满不得卧""产后干血著脐下""恶露不尽""曾经半产，瘀血在少腹不去"等，均为生产后产生的瘀血病变。

七是肝郁致瘀。

肝郁是中医常用的名词，但究竟肝郁是什么意思呢？可能很多人搞不清楚。其实所谓肝郁，就是指肝气郁结，简单来说，就是气儿不顺，长期的精神不舒畅，而又发泄不出来，就会得肝郁。肝气郁，则引起津液代谢障碍，形成水湿痰饮等产物，又可以进一步加重气滞，使血液运行不畅，产生或加重血瘀的病理变化。除造成气滞血瘀外，肝郁尚能化火，灼破脉络，迫血上逆，而引发吐血、脑出血等，因此《素问·生气通天论》说"阳气者，大怒则形气绝，而血菀于上，使人薄厥"。

八是痰浊致瘀。

痰浊，痰湿系秽浊之邪，故称；是中医学的特有概念。痰浊是我们身体中又湿又黏的物质，过嗜肥甘，易生痰浊，而情志失调，气机不畅，是造成痰浊的罪魁祸首。痰浊留于体内，极易阻滞气机，影响脏腑气机升降，使血液循环受到阻碍，又可流注经络，阻滞气血的正常运行，造成血瘀。现代医学研究发现，痰浊和精神病、身体免疫、高血压、高血脂、冠心病、癌症、哮喘等都有关系。此外，还有阴虚致瘀、经水致瘀、血虚致瘀、七情致瘀、湿热致瘀等等致瘀原因。总之，我们体内的所有瘀堵，最后都会造成血瘀。

六、女人好气色是调理出来的

气血对女人的影响

气血一旦失调，自然会影响人体诸多方面。在中医看来，气滞、气郁、气逆、气陷是人体气血不足的几个明显表现。气滞即运行不畅，容易出现胀痛，如腹痛等。另一方面，气血对于人体的影响与性别也有一定的关系，举例来说，女性月经期间的小腹胀痛便是气滞引起的典型症状。

如果气郁结在内，无法运行畅通，会导致"气郁"，即人体腑脏的运转、体内物质的运输及排泄等都会受到不同程度的阻碍，就具体症状来说，胸闷、精神抑郁、女性冬季手脚冰冷等，都与气血运行不畅有关。

另外，气在人体中的运动是有升降顺序的，上升作用能保证将体内的营养物质运输到头面，维持各脏器在体内的位置；下降则是使进入人体的物质能自上而下依次传递，并能将各种代谢物向下汇集，通过大小便排出体外。

如果上升作用过强就会出现头部过度充血，头晕头胀，面红耳赤，倒经（月经期间出现吐血、衄血）头痛易怒，月经过多，两肋胀痛，甚至昏迷、半身瘫痪、口角歪斜等症，下降作用过弱则会饮食传递失常，出现泛酸、恶心、呕吐等症。与之相反，如果上升不足则会导致头部缺血缺氧或脏腑不能固定在原来的位置出现：崩漏、头晕、健忘、眼前发黑、精神不振等症；下降太过则会导致食物的传递过快或代谢物的过度排出，从而出现腹泻、小便频数等症。

气血不足或运行不畅对人体，尤其是女性的影响显而易见，对于红润面色、亮泽肌肤来说，化妆品只能起一时的作用，要保持人体气血充足及平衡，从理论上来说，可以从几个方面入手。脾是机体消化吸收饮食的重要器官，也是血液生成的物质来源，因此，在中医上有"脾生血"的说法，补脾是养血的关键。

女人想要气色好，首先要调理身体气血，气血不畅、内分泌失调容易出现痛经、肤色黯淡、脸色发白，气色肯定不好，那么，女人要如何调理气血？

女性属阴，心肠热方可气血通

由于养生知识的普及，越来越多的女性朋友知道了养血的重要性。其实，血不在补而在养。就算补得再多，它瘀住了、堵住了还是没用。让气血畅通起来，就算不补血身体也够用了。如何让气血畅通呢？这就需要"热心肠"了！

中医讲究阴阳，《黄帝内经》开篇提出："阴阳者，天地之道也。"也就是说，阴阳是自然界的普遍规律。那么阴阳是怎样划分的呢？凡是具有上升、向外、扩张、明亮、温热、兴奋、运动、化生等特性的事物属阳，凡具有下降、向内、收缩、晦暗、寒冷、抑制、静止、养育等特性的事物属阴。阴阳学说不仅用来解释各种自然现象，而且几乎渗入到医学中的每一个角落。

单就人体而言，上部属阳，下部属阴；外侧属阳，内侧属阴；体表属阳，内脏属阴；腑属阳，脏为阴；背为阳，腹为阴。再从大的方面来讲，男人为阳，女人为阴。

为什么说男人为阳、女人为阴呢？因为男人生性好动，而女人生性好静。动为阳，静为阴，所以男人阳气足。男人的体质一般要比女人好、不易生病，就是因为阳气足。

中医有"女七男八"的说法，也就是说，女人以7年为一个周期，男人以8年为一个周期。《周易》云："阳卦奇，阴卦偶。"女人以血为主，属阴，而七是奇数属阳；男人以气为主，属阳，但他的生理变化却是阴数八，这是为什么呢？这叫"独阴不生，独阳不长"。也就是说，两者是相互调和的。人体阴阳并非一成不变，它有一个变化的过程，比如到了56岁时，这时男女阴阳之性都不再明显。

气为阳，血为阴，所以女人要养血。现代电视上铺天盖地的都是补血广告，其实，血不在"补"，而在养。怎么个养法呢？别让它堵住、瘀住，让它正常运行就可以了。如果人体内的气血瘀堵，就算补得再多也没用。

说到养血，我们就不得不提一下"心肠"。心是心脏，肠是小肠。先说心脏，《黄帝内经》认为"心主血脉"。首先，心与脉在结构上是直接相连、息息相通的，即"心之合脉"也。再者，气血在脉中运行需要心气的推动，它就像一个泵，通过压力将血液输送到全身。心的功能正常，血流就会通畅；心的功能异常，血行就会不顺。为什么心脏病是重病，转瞬就会夺去人的性命，原因就在这里。

心气属于心阳，心血属于心阴，心脏动力不足，中医称之为"心阳亏虚"。所以想要气血正常运行，关键就在于养心阳。

我们再来看小肠。小肠距心的位置比较远，心位于胸腔，而小肠位于腹腔，但两者的关系却十分密切。心为脏，故属阴；小肠为腑，故属阳。从五行的角度来讲，两者都属火。从经络上来讲，两者也是相互络属的。手少阴心经属心络小肠，手太阳小肠经属小肠络心，两者通过经脉构成表里关系。小肠为"受盛之官，化物出焉"，"受"是交付的意思；"盛"是器皿。我们吃下去的食物在胃里经过磨碎，之后传到小肠，这就是"受盛"。之后，小肠再对传来的食物泌别清浊，将清者吸收，并通过脾气升清上输心肺，化赤为血，使心血得到不断补充。在这个过程之中，吃进去的食物发生了质变，这就是"化物"。

小肠是怎样实现"化物"的呢？从现代医学角度来讲，它需要消化酶的参与。消化酶对温度特别敏感，只要温度一低，它就不工作了，这时吃下去的食物就"化"不了。比如感冒发热，这时胃口一定不好，原因就在于此时消化酶的作用受到干扰。特别是女人，体内阴气本就重，平时就应该多让肠胃热乎些，这样气血才能正常生成和运行。

我们常说一个词，叫"热心肠"，心肠为何要"热"，原因就在这里。但是生活中，一些女性朋友特别嗜食冷饮，穿露背装、露脐装，以为那样漂亮，其实伤在里面了，心肠不"热"气血就会不畅，慢慢就成"黄脸婆"。就算补血的药吃得再多，如果不把这些坏习惯改掉，也不会有效果。

做个气血流动的暖美人

要做气血美人,单单靠调养、培补气血还远远不够,还要让气血在我们的身体里暖暖地流动、畅通起来。

女人的体质如果过于寒凉,就会使体内的气血如同冬天封冻了的江河一样流动变慢,甚至会凝结不动,导致气滞血瘀堵,那么月经不调、面疮、色斑等一些状况就会不请自来,这样的女人当然和美丽无缘了。所以,女人一定要让自己的身体温暖起来的,做个气血流动的暖美人。说到气血,人们的第一个反应往往是补气补血,但事实上,现代人的健康问题更多的是因为气滞血瘀堵引起的,所以对我们来说,"通"比"补"更重要。

要想让气血流通,就要让我们的身体暖起来。元朝的大医朱丹溪说过:"温者,养也;温存以养,使气自充,气完则形完矣,故言温不言补。"意思是让体内保持适宜的温度是最好的养生之道,温度如同我们体内的太阳,在自然界,如果没有太阳,就不可能有生机勃勃的万物,我们的身体也是一样,温暖、和煦的身体自然会使气血充足,表现在外就是面容光润、有神采,身体健康而有活力。而体质如果过于寒凉,就会使体内的气血如同冬天封冻了的江河一样流动变慢,甚至会凝结不动,导致气滞血瘀堵,但是就现代人的体质而言,因为不合理的饮食和生活习惯,很多人都出现了寒性体质。特别是美女朋友更是如此,因为中医有讲:十女九寒,是说女性本身就以寒性体质为多,同时又因为女人天生对冰激凌、冰沙等一些零食青睐有加,有人甚至不吃到全身发冷、头皮发麻不罢休,结果这些冰冷的食物都要靠我们的内脏去捂热之后才能消化,长此以往就会使我们的脾胃受寒、受伤,脾主血液循行,脾受寒邪会导致气血瘀堵,于是各种莫名的肿痛,各种虚火就会接踵而来。

很多人不明白,说:"我是因为觉得体内燥热才去吃冷饮降温的,但是结果怎么越吃越燥……"这是因为寒凝之气已经使我们脏腑,特别是肾伤到了一定程度,肾水救不了心火,就燥热,燥热则会进一步贪凉，就更加重了血管、经络的收缩、瘀堵，就这样进入了恶性循环。

另外，现代的办公环境，特别是四季如春的空调房也是导致人们体质偏寒的罪魁，在这样的房间里办公，无论冬夏，爱美的女人都可以穿得很少，特别是在夏季，在骄阳似火的室外烤了一身的汗，毛孔大开的时候就跑到冷气森森的办公室，使得寒气很容易就从打开着的毛孔中长驱直入我们的体内，久而久之就形成了寒性体质。

我的一个做中医的忘年交朋友在一次闲聊时爆料：多年行医的他最近发现现代女性体质偏寒，基础体温偏低的现象比以往任何时候都多。这样的后果就是使我们的体内脏器功能变低，代谢能力减弱，水湿、废物和毒素无法及时、顺畅地排出体外，身体免疫力下降，同时还会引发脂肪堆积，身材臃肿变形。而毒素堆积，就会使我们的颜面长痘、生暗疮。有的人脸色总是苍白或青瘀堵，就是因为身体体温偏低造成气血停滞、流通不畅，传统医学称之为"寒湿"重。脸上长痘和斑，是因为体内有"寒"毒，腰酸背痛、脚踝浮肿，也多半是因为体内虚寒。体形松垮、虚胖，是因为气血不足，肾火不旺所致。而女性体质偏寒，不但影响美丽，过于寒凉的体质还会影响孕育能力。

七、气血畅通，人生幸福

人生百病，皆因气血不通；气血畅通，健康一生。

人体虽然复杂，但最根本的东西只有两样：一是气，一是血。气血是生命的根本，至于其他的东西都是围绕着这个根本而运行的。

气是人体的动力，血是这个动力的源泉。如果我们将气比做汽车的动力，那么，血就是汽油。气和血一阴一阳，气无形而动，属阳，血有形而静，属阴；气有温煦推动的作用，血有营养滋润的作用；血的生成离不开气，气也不能离开血而独存。

中医有"血为气之母，气为血之帅"之说。血无气的统帅和推动，就无法到达身体需要的地方；气无血作为基础，气就变成了身体里的邪火。气虚，人就会疲乏无力、气短懒言、食欲不振、头晕目眩、面色苍白；血虚，人就会心悸失眠、形体消瘦、皮肤干燥、面色萎黄。

气与血就像一对夫妻，一阳一阴，谁也离不开谁，二者和谐，身体就会平安，它们一闹矛盾，人就会坐立不安。

一棵树，最重要的是根，树叶枯黄了，从上面很难找出原因，将目光下移，一看树根，是水浇多了，还是旱了，是生虫了，还是该松土了，你一眼就会明白。

一个人，最重要的是气血，身体某个部位不舒服了，眼睛不能只盯着这个部位，应从气血去寻找原因。气血一平衡，疼痛自然会消失。如果头痛医头、脚痛医脚，不从气血这个根本入手，恐怕你只能在身体的上下左右疲于奔命了。为什么呢？因为气血是流动的，疾病也是移动的。

一个人能活多久，不是由身体最强的那一部分决定，而是取决于身体最弱的那一部分。

一个人身体99%都很好，只要1%出现了问题，而且问题很严重，那么，他的身体就会由最差的这1%来决定。身体的好坏不取决于你好的部分有多好，而是取决于你差的部分有多差。所以，养生的宗旨就是寻求身体的平衡，而身体平衡的关键就是气血的平衡。气血一平衡，身体好的部分虽然不是很突出了，但差的部分却会好起来。这样，你的短板就变长了。

我们周围经常会有这样的人，他们看起来身体强健，某一天却突然患病，被送进医院，没几天便离开了人世。而有些人，经常往医院跑，好像周身都是病，却活得很长。其原因，就是前者的长板很长，短板很短；而后者的长板不长，短板也不短。身体均衡了，自然也就长寿了。

天地阴阳和谐了，各行各业就开始兴旺起来；人体气血平衡了，各种疾病就会慢慢好起来。心脏的气血逐渐平衡了，三天两头的心慌、心悸、憋闷，就会渐渐消失，心脏病就会慢慢好起来；肠胃的气血逐渐平衡了，肠炎、胃溃疡等疾病也会慢慢好起来；肝脏的气血平衡了，肝病就会逐渐好转……

所以，气血是养生的中心，平衡是气血的宗旨。将气血调得平衡，体弱的人可以长寿；气血如果失衡，身壮如牛的硬汉也可能一夜暴死。

气不足则会胖，血不足则会瘦，对于极胖和极瘦之人来说，平衡气血总的思路就六个字：胖补气，瘦补血。气血一平衡，胖人就会变瘦，瘦人就会变胖，身体内的各种不适感就会自动消失。

中医看病叫调理，西医看病是治病。调理就是要让全身的气血平衡，而治病则是要把病控制住。调理的方法是疏导；治病的方法是对抗。人什么部位不舒服了，我们中医首先要围绕气血来辨证，看身体是阴盛呢，还是阳盛；是寒证呢，还是热证；是表证呢，还是里证；是虚证呢，还是实证。然后，虚则补之，实则泻之；热则寒之，寒则热之，经过一番疏导调理之后，人的气血慢慢平衡了，疾病自然就好了。不仅如此，中医调理经常还会带来一些额外的惊喜。比如，一位胖子本来是找中医减肥，那中医便以补气为主，几个月之后，不仅体重减轻了，令人没想到的是，他患了七八年的脂肪肝也被调好了。又比如，一位瘦子的肝不好，他来找中医调肝，中医便给他补血，谁知几个月之后，他的肝不仅好了，而且十几年的老胃病也消失了，人也胖了起来。

很多人总感觉身体不适，什么精力不济、食欲不振、疲劳无力、心慌气短、腰酸腿疼、急躁易怒、记忆力下降、头晕目眩、月经不调、失眠多梦，跑了很多医院，花了大把大把的钞票，也查不出是什么问题。最后来找中医，中医通过一些方法调理气血，没多长时间，病人所有的症状都没有了。这时如果西医去问："请问这位到底患的是什么病呢？"中医大夫只会说，他是气虚，或者血虚，而无法像西医那样准确地说出一个病名来。所以，一些西医就讽刺中医，说天上飞过来一群鸟，西医先要用望远镜仔细确定是什么鸟，然后再瞄准，砰的一声，枪响了，鸟落了下来。而中医上来就是一枪，砰的一声，鸟应声而落，别人问，打的什么鸟，中医说不知道。

其实，不管黑猫白猫，抓住老鼠的就是好猫。病人才不会管那么多呢，只要身体调理好了，其他的都不重要了。

的确，中医有时就这么简单，只要你明白自己身体内气血的虚实，吃一段时间的大枣、木耳，人就会好转，根本不需要开附子、干姜、人参和当归。最关键的就是要牢记这个六字原则：胖补气，瘦补血。

气不足则胖，气不足的原因有四种，因而胖子可以分为四类。

胖人气虚，为什么会气虚呢？原因不外乎四种：一是气虚，二是阳虚，三是痰湿，四是湿热。

气虚，就是说，这个人身体内的气本来就不足，气化功能弱，不能气化掉身体内的脂肪，古人给这类胖子取了一个十分形象的名字，叫"脂人"。你们看，你正坐在那里给人诊脉，突然一位胖子进来了，你的第一印象是什么呢？你会觉得那是一堆脂肪，正颤巍巍地向你移动。一个"脂"字，生动地描绘出了这类胖子的特征。

阳虚，指人的阳气虚弱，从而引起气化功能变弱，古人称这类胖子为"肥人"。

痰湿，指人体内的气本来不虚，可是由于身体内有痰和湿，这两样东西一结合，阻碍了身体内气的运行，引起了身体气虚。古人称这类胖子为"膏人"，《说文解字》中说："凝者曰脂，释者曰膏"，意思是说，凝聚在一起的肥肉叫脂，松软的肥肉叫膏，膏人就是身上的肥肉松松垮垮。

湿热，指身体内的湿和热相结合，阻碍了身体内气的运行，从而造成了气虚。古人称这类人为"肉人"。《灵枢·卫气失常》中说："肉人者，上下容大。"这类胖子圆乎乎的，浑身上下，一眼望去全是肉。

不同原因造成的气虚，有不同的调理方法；不同的胖子，有不同的养生之道，这就是中医的辨证施治。

第四章

打通脏腑，推动身体和谐运行

一、脏腑是个小世界，循环通畅才和谐

五脏六腑的功能协调是集体主义

中医把人体比作一个小世界，它如同自然界一样，周而复始，生生不息地循环。五脏六腑各司其职，但又相互滋生、相互制约，共同维持人体内环境的平衡状态。

人随着自然万物而春夏阳气升发、秋冬阳气潜藏。春夏秋冬每一季节、升发潜藏每一环节，都有相应的脏腑为主角来完成"天人合一"，其他脏腑则主次分明、各尽其责地协助主角。

肝主疏泄，性喜条达，不喜抑郁、约束，正应春季阳气升发、生机盎然、草木条达之象。春季阳气升发有助于肝的疏泄，而肝的疏泄则顺势促进人体阳气的升发。所以春季养生的重点是肝脏，不可郁闷生气。

心主血脉，血脉喜温恶寒，遇热则行，得寒则凝，正应夏季阳气盛长、江河满盈奔腾之象。夏季阳气旺盛有助于鼓动心脏、畅通血脉，而旺盛畅通的血脉则顺势促进人体阳气盛长。所以夏季养生的重点是心脏。

肺主呼吸，以肃降为顺，正应秋季阳气下降、生机潜藏之趋势。秋季气温下降，阳气潜藏有助于肺的肃降，而肺的肃降则顺势促进人体阳气的潜藏。所以秋季养生的重点是肺脏，不可燥热、不通而妨碍肃降。

肾主封藏，正应冬季万物生机潜藏、阳气下沉之象。冬季寒冷收藏利于肾脏积蓄能量加以封藏，而肾脏的吸纳封藏则顺势加强人体阳气的沉降内收。所以冬季养生的重点是肾脏，不可躁动不安，扰动封藏。

而脾胃是人的后天之本，气血化生之源。五脏要春夏养阳、秋冬养阴，要升发、潜藏，也需要消耗物质基础。这个物质基础、营养来源于哪儿？就来源于脾胃。所以中医说"脾主四时"或"脾旺于四时"。在一年四季都要注意脾胃。

人体五脏的功能协调是集体主义，不是个人英雄主义。虽各有各的职，但更重要的是"一人为大家，大家为一人"的和谐。

五脏就是这样由天地、日月、四季引领，协调地指挥着人体的经络、气血、四肢、百骸、六腑、五官，跟随日月，追赶四季，与万物一起春生、夏长、秋收、冬藏而沉浮于生长之门，奏响天人合一的生命乐章。

仔细观察我们会发现，人体内五脏六腑的分布是非常有讲究的，心属火，在最上面，肾属水，在最下面，心火下降，肾水上升，是人体正常运转的基本。水升火降也是自然的规律，世界万物无不遵循这个定律。

在自然界中，太阳照射到地面上，热量把水蒸发成水蒸气，水蒸气向上升。有了水蒸气的湿润，可以避免阳光的灼热伤害大地，使大地不至于燥裂，也使天气保持凉爽。水蒸气慢慢变成了云，云又变成了雨水，降落到地面上，滋润大地，变成了地下水，有了阳光和雨水，自然万物才能生生不息，蓬勃生长。

我们身体里的脏器也是按照这个规律来运行的。心火下降，温暖肾水，肾水得到温暖后，开始往上升，途经脾，脾属土，心火温暖了脾土，那么脾气就开始上升。

脾主运化、主生血统血，脾将水谷的精气上输于肺，与肺吸入的精气相结合，肝也得到了营养。肝属木，就好像是树木得到了营养就会生长一样，肝气也随着脾气往上升，升到了顶部的时候，遇到了心和肺。肺主肃降，这心火本来是要上升的，但是因为有肺在上面，心火就会随着肺气掉头向下，降到了胃。

这就好像水蒸气变成了云后，再变成雨降到地上，被土地向下吸收，或者沿着树木的根进入大地之中，胃气要下降就是这个道理。胆气也随着胃气下降，中医认为，"肝随脾升，胆随胃降"。脾气左升，肝气和肾水都随之往上升，胃气右降，胆气和心火都随着下降，这一升一降，就像一个圆圈，形成了一个循环。人体中正五脏六腑是根本，脏腑通则身体健。正是因为有了这样的循环，五脏六腑才能不停地运动，精华物质被运送到身体各处，糟粕被运化出体外。

这就是人体的小宇宙圆圈运动。在这个循环的过程中，哪一个环节出了问题，都会影响到整个小世界的平衡，身体里的圆圈不转动了，疾病就相继而至了。脏腑瘀堵的原因很多，譬如外邪的入侵，情志的损害，起居的无常，饮食的无度等等，都能够使我们身体的某处出现瘀堵，整个平衡被打破，就会出现不健康的状态。比如说，脾气受到了瘀堵，不上升了，因为脾主运化，就好像是一辆运送物资的汽车，被堵在半路了，物资无法及时运送出去，那么各地得不到物资，人的身体机能就会陷入混乱。

心气受到了瘀堵，心火不能向下，不能温暖肾水，水总是留在土地里，没有得到升发，地面上水就泛滥，树木也会被淹死。肾水不上升了，心火上炎，就好像阳光猛烈地灼烧着大地，下面是冷的而上面是热的，于是咳嗽、衄血等疾病就找上身来了。胆气胃气本来要下降，如果受到了瘀堵，只能往上跑了，这叫胆胃上逆、呕吐、反胃、噎膈等疾病就会相继而至。

大多数病都发生于五脏，究其原因，是因为五脏所属经脉中血气运行不通畅而引起的。《素问·热论》说："营卫不行，五脏不通，则死矣。"

所以说，要保证身体健康，就要保证五脏"通"。中医治疗疾病的方法，实际上也是调理脏腑，虚了补，多了泻，堵了通，扶弱抑强，使脏腑恢复平衡状态，达到正常的生理功能。

看脸色，便知道你的五脏六腑是否有病

脸色就是一面可以看出整个人生理、心理状态的镜子。人体的内脏，如心、胃、肾等都与脸部的不同部位有特定联系，内脏机能的好坏会在人的脸部反映出来。生活中多照照镜子，观察自己的脸色，五脏六腑哪里有毛病，马上就知道。

面红

脸色红润常被人认为是身体健康的表现，但如果长期面色发红带

暗紫色，那不一定是好事。这可能是心脏不能正常"工作"，患有狭心症、心肌梗死的人，或是有这些疾病潜在病因的人，多半拥有一个"红扑扑的脸蛋"。因此一定要排除心脏的隐患，去医院做心脏的常规检查如心脏彩超、心电图、心肌酶检查等。此外患疟疾、肺结核、肺炎、大量服用激素后，也会引起脸部潮红的现象。从中医的角度来看，如果面部红色浅淡，局限于颧部，且伴有手足心热、心烦失眠、盗汗等表现，则多为肾阴不足，阴虚内热。可服用蜂蜜、山药、鸡蛋黄、牛奶、枸杞子、冬枣、雪梨、银耳、百合等滋阴之品，但最好寻求中医医生的帮助。

面黄

如果脸色明显变黄，很可能是肝胆功能出现问题的迹象。急性黄疸型肝炎、胆结石、急性胆囊炎、肝硬化、肝癌等疾病常会通过脸色发出"黄色警报"。而平常说的"面黄肌瘦"指的是这个人可能是营养不良，或者是胃肠道功能差而吸收不好。如果面色淡黄，并伴有头晕目眩、疲倦乏力等症状，则可能是贫血征兆。应在医师的指导下，加强营养和改善胃肠功能。

面黑

脸色发黑通常是肾虚的表现。肾气亏损、阳气不足、血行不畅或操劳过度都会导致面部发黑。如果面色灰黑，晦暗无光泽，并伴有腰膝酸软，畏寒肢冷，眩晕耳鸣，神疲乏力等症状，则表明肾精亏耗已相当严重，常用补肾药物予以治疗。

面白

气足则血行畅顺，血足则气行健旺，气血不足则面色苍白无血色，并常伴有面容憔悴、眼圈发黑等症状。如果面色发白并伴有嘴唇、指甲色淡，头晕目眩，心悸失眠，疲倦乏力，或手足发麻等症状，则很可能是营养不良或贫血的问题。

青色

面色发青大多由于缺氧而引起，剧烈的疼痛常常使脸色苍白而带青紫，常见的有尿路结石等所引发的肾绞痛等，心力衰竭、先天性心脏病等，也都会使脸色变为青紫。

虾、蟹、鳝鱼等动物死后，体内会产生大量的组胺，食用不当或过敏者食用后面部甚至周身肤色就会呈现青红色，应及时就医。

有些人饮酒后就会出现脸色发青，这是因为肝脏解酒加重了肝脏的负担所导致；熬夜时，肝脏不能正常的进行排毒，导致脸色发青。

五脏六腑都怕气滞、血瘀、痰浊

我们常说，"通则不痛，痛则不通"。的确，人体的气血经络就像一条条河流，只有运行通畅无阻，才能滋养全身脏腑，保证身体器官正常运作。

细心的人不难发现，很多毛病都与"堵""瘀""憋"有关。及时疏通，避免人体堆积不必要的杂质和废物，才能给身心"减负"。如果生活作息紊乱、不良习惯缠身，那么很容易破坏气血的运行规律，导致"垃圾"堆积，引发健康困扰。

气滞。气"堵"在哪，哪里就会出现不适。气滞于脾则胃纳减少，胀满疼痛；气滞于肝则肝气横逆，胁痛易怒；气滞于肺则肺气不清，痰多喘咳。严重的气滞甚至可能是血瘀的前奏。

情绪抑郁、性格内向、因为小事斤斤计较、缺少运动锻炼、过量饮酒等，都会影响气的运行。

血瘀。血流不畅，运行受阻，郁积于经脉或器官之内呈凝滞状态，就会出现不同程度的血瘀，引起面色淡白或晦滞、身倦乏力、气少懒言、疼痛如刺、舌淡暗或有紫斑等表现。

现代人多数身挑数担，不断处理各种繁杂信息，很容易心浮气躁，进而影响血脉运行。此外，精神紧张焦虑、过度劳累、应酬多、吃得太油腻等，也会使血液过分黏稠，导致流动不畅。

痰浊。中医的痰包括可咳吐而出的肺胃之痰，能触见的痛病处等外在之痰，以及停积于脏腑血脉之中的潜在之痰。痰的危害范围可谓无处不到，既可因病生痰，又可因痰生病。

生痰的原因多种多样，外感六淫、情志郁结、饮食劳倦、脏腑内伤等均可引起。现代人生活作息不规律、过度追求名利、情绪大起大落、不注意锻炼等，都会为生痰埋下基础。

湿聚。中医认为，湿是"万恶之邪"，被湿气包围后会"湿重如裹"，使人困倦无力、食而无味、胖而无力。睡眠不足、吸烟喝酒、饮食不规律、不爱运动、成天宅在家里、久居寒凉阴冷之地等，都会加重湿气。

热盛。身体积热，就会上火，带来一系列不良影响，出现口舌生疮、目赤红肿、烦躁易怒等症状。不爱喝水、室内通风差、辛辣食物吃太多、不爱吃蔬菜水果、情绪波动大等，都会"火上浇油"，使得热盛伤津。

寒凝。寒邪堆在体内，会损伤阳气，出现畏寒、肢冷、下腹疼痛、月经不调等症状。爱吃冷饮，贪图凉快，长期待在空调房，不注意腰部、头部等部位的保暖，不爱运动等，都会加重寒气。

人体五脏六腑的排毒时间表

五脏之心排毒——21：00—23：00

中医理论认为"心主血脉"，而它所指的不仅仅是西医所说的心脏，而且还包括全身的"脉管系统"，包括静脉、动脉和淋巴系统。每天的21：00—23：00点之间，是人体全身脉管系统的排毒过程，你应该让自己尽量保持安静，酝酿睡眠，这样不但能顺利地完成"心"的排毒工作，也能为之后其他器官的排毒奠定良好的基础。

五脏之肾排毒——23：00—1：00

肾脏是体内最重要的排泄、内分泌器官，在维持内环境稳定中发挥着重要的作用。当血液流经肾脏时，代谢废物、部分水和无机盐在肾脏形成尿排出体外。从中医理论说"肾主水运"，肾脏一旦有了损伤，全身就好像被浸泡在大毒缸里了，代谢废物都不能被及时排出。晚间23：00—1：00就是肾脏的排毒时间，这个时候你应该熟睡，否则会加大肾脏负荷，极有可能导致废物、毒素积聚在体内，第二天早上你就会发现自己从上到下都是肿肿的。

五脏之肝排毒——1：00—3：00

肝脏是人体内脏里最大的器官，肝脏细胞能够控制和调节体内各种物质，使所有器官都能顺利地工作。更重要的是，肝脏具有化解细菌、酒精和其他毒素的功能，是人体解毒的"掌门人"。日常生活中所摄取的毒素（如酒精），都需要依靠肝脏来分解；另一些食物在消化后会腐败、发酵而产生的毒素，无法被小肠吸收，毒素就会被送往肝脏。而凌晨3点正是肝脏的休整时间。

五脏之肺排毒——3：00—5：00

凌晨3点，当肝脏的排毒进入尾声，肺脏又进入了全新的休息、排毒过程。肺是体内外气体交换的主要场所，人体通过肺从自然界吸入清气，呼出体内的浊气，保证人体新陈代谢的正常进行。肺有主持并调节全身各脏腑组织器官之气的作用，在有节律的一呼一吸之间，调节全身之气的升降出入。细心的人会发现，平时咳嗽的人如果在凌晨3点以后还没入睡，咳嗽就会更加严重。而且中医认为"肺主皮毛"，此时如果失眠缺失，对皮肤的损伤也是最大的。

五脏之脾胃排毒——5：00—7：00

良好的睡眠能让人早起，凌晨5—7点，大肠开始排毒，是最佳的如厕排毒时机。

最佳早餐时间在7：00—9：00

值得提醒的是，早上7：00—9：00，是小肠大量吸收营养的阶段，所以在此时吃早餐是最好的，如果你拖到9：00—10：00吃，那还不如不吃。

二、肠道"堵车"，剧毒正在积累

肠道不排毒，百病自然生

大肠接受小肠下传的食物残渣，吸收其中多余的水液，形成粪便。

大肠之气的运动，将粪便传送至大肠末端，并经过肛门有节制的排出体外，故大肠有"传导之官"之称。

小肠，是一个相当长的管道器官，位于腹中，其上口在幽门处与胃之下口相接，其下口在阑门处与大肠之上口相连。小肠与心有经脉互相络属，故与心相为表里。小肠的主要生理功能是受盛、化物和泌别清浊。

"小肠者，受盛之官，化物出焉。"受盛，即是接受、以器盛物的意思。化物，具有变化、消化、化生的意思。小肠的受盛功能主要体现于两个方面：一是说明小肠是接受经胃初步消化之饮食物的盛器；二是指经胃初步消化的饮食物；在小肠内必须有相当时间的停留，以利于进一步消化和吸收。小肠的化物功能，是将经胃初步消化的饮食物，进一步进行消化，将水谷化为精微。

人体最容易生病的器官是什么？

不是心脏，也不是肝肾，而是肠道。正是由于现代人对肠道问题的忽视，仅仅在中国，就有3000多万人承受着慢性顽固性肠道疾病的困扰；每年有超过10亿人次出现腹泻或便秘症状；新增大肠癌患者达40万。肠道问题不仅给人们生活带来不便，而且会诱发糖尿病、过敏性疾病甚至癌症，使国人生活质量严重下降。专家疾呼，若再不进行"肠道革命"，后果将不堪设想。

肠道就像人体的"加油站"和"下水道"，主要负责体内的脏活累活。我们所吃进去的各种食物的营养在这里分解、吸收，剩下的残渣也从这里被排出体外。

然而，中国人的肠道却常常遭遇"堵车"。调查显示，每10个中国人中就有1人受便秘影响，如果肠道堵塞，大便长期滞留肠道内，毒素会被再次吸收，让人没精神、脸上长痘、肤色暗沉，毒素刺激肠壁，还会直接导致肿瘤发病率的增高；中国人胃肠不适高于全球平均水平，70%的国人存在不同程度的胃肠不适，并常感到焦虑、抑郁；大肠癌在我国所有肿瘤的发病率中排名第五，且上升趋势明显，目前，在我国平均发病年龄为58岁，比欧美国家提前12—18年。

古代的医家早就提出："欲得长生，肠中常清，欲得不死，肠中无滓。""五味入口，即入胃，留毒不散，积聚既久，致伤冲和，诸病生焉。"可见这肠道通对人体有多大的作用。大便通畅，人们就可以延年益寿，而一旦肠道不通，就应该及时治疗，以免日后引发更严重的疾病。

肠道是人体最大的排毒器官，身体中大量的瘀毒都从肠道排出，但是生活中很多人，肠道却时常堵塞，瘀毒无法排除，这就是我们平时说的便秘。什么是便秘？便秘是因为粪便在肠内停留过久，以致大便次数减少、大便干结、排出困难或不尽。如果你两天以上没有排大便，就表示你已经便秘了。那如果每天排便就算是肠道通畅了吧？其实也不尽然，有的人尽管每天都上厕所排便，但是排便困难，每上一次厕所能看完一本杂志，排完后还会觉得腹胀，老觉得排不干净，而且排便时也不畅快，这种情况，实际也是便秘的一种。

日常生活中，有相当部分人认为便秘只不过是大便难解，对身体没有什么大的影响。殊不知，粪便停留在肠道内，导致肠道不通畅，对人体的危害是非常大的。短期的便秘，如果能及时排便，不会给人体带来多大的影响，而长期的便秘就不一样了，严重的甚至能威胁到人的生命。

肠道不通畅对人体的危害

首先，便秘影响皮肤，表现在我们脸上就变成了痤疮、面部色素沉着。肠道里不通，气就会郁结，我们就会感觉腹痛。便秘病人的自律神经功能失常，粪块长时间滞留肠道内，异常发酵，腐败后可产生大量有害的毒素，这些毒素一部分在便秘时要通过皮肤排出，因而使皮肤易衰老。并且由于便秘时肠内细菌会上升至小肠，结果降低了小肠吸收营养的功能，而妨碍了皮肤的健康，皮肤就会出现痤疮、肌肤粗糙、雀斑、黑斑、皮疹等，造成皮肤老化，从而影响美观。

肠道不通还会导致肥胖。很多人呈梨形身材，上下都比较细，只有腰腹臀部发胖，这就是因为肠道内堆积了太多的毒素，使下半身的血液循环减慢，废物排不出去，堆积在体内，自然就会发胖。口臭和体臭也是肠道内瘀堵引起的，浊气被粪便堵住了出口，自然要找个地方宣发出来，口部和身体的毛孔就成了它出入的通道，从而引起口臭和体臭。

便秘者好几天不排便，大便常常很干燥，当干硬的大便排出时，很容易引起便血和肛裂。干硬的大便在直肠内堆积，使直肠壁的血液回流发生障碍，时间长了，就会形成痔疮。

粪便在肠道内停留的时间越久，就越容易发酵腐败，产生浊气，大量积聚在肠道可使肠管膨胀，血液循环受阻。如果这些浊气被血液吸收进入血液循环，人体就会出现一系列的自体中毒症状，如头晕、头痛、全身乏力、疲劳、口苦、心悸、心烦易怒、精神淡漠等，并进一步影响食欲。便秘时我们会出现下腹部胀满不适或钝痛、反胃、恶心、食欲不振、嗳气等症状。对于高血压、冠心病、心脏病、脑血管病患者来说，便秘更是一个很大的威胁，由于大便时过分用力，有时可诱发心力衰竭或脑血管破裂出血，严重时可危及病人生命。便秘还是造成大肠癌、乳癌、大肠息肉的罪魁祸首。因此，保持大便通畅是十分必要的。

便秘不仅仅是由身体内部的原因引起的，我们的一些坏习惯也会引起便秘。比如说有的人喜欢在排便时"读书看报"，上厕所总拿本书或者一份报纸，精力往往集中在看书上，有时候为了把一篇文章看完，还延长了排便的时间，久而久之就形成了便秘。还有些人想排便的时候忍着，比如说早上起来大多数人都有排便的欲望，因为晚上睡觉七八个小时，早上起来的时候重力作用使粪便充满直肠的速度加快，我们就有了想去厕所的欲望。但是早上的时间都很紧张，怕上班、上学迟到，于是我们就会抑制便意，上厕所的欲望也就慢慢没有了。时间久了，粪便在肠道里的水分被吸干了，就变得干燥，导致排出困难，而我们的直肠因为老感受到粪便的压力，慢慢就变得不敏感了，抑制了我们便意的产生，便秘就更加重了。平时有便意的时候许多人不能或者没有条件上厕所，比如正在上课、上班、找不到厕所等等，硬生生地将大便忍了回去，这样几次后，逐渐就会觉得排便困难、干燥，形成了习惯性的便秘。

每个人都要养成良好的排便习惯，到一定的时间就要排便，不论是否有便意，最好在固定的时间里去排便。有了便意更不能忍着，要及时上厕所排出，建立正常的排便反射和正常的排便功能。良好的排便习惯可以起到预防和治疗便秘的作用。排便时不要做其他影响注意力的事，如听广播、看书、看报、玩游戏机、思考问题等，以培养起正常的排便条件反射。生活要规律，经常做一些运动，俗话说"活动活动，大便自通"，运动可以提高肠道的蠕动能力，增强排便动力，预防和治疗便秘。

晨起空腹饮一杯淡盐水或蜂蜜水，配合腹部按摩或转腰，让水在肠胃中振动，加强通便作用。全天都应多饮水，使肠道内保持湿润，使大便不干燥。我们平时总是吃一些高精细的食品，这些食品在加工过程中，大量的维生素和矿物质都遭到了破坏，消化系统中长期缺少粗纤维的作用，肠道蠕动缓慢，使消化机能下降。多吃含渣滓较多的食物，特别是含纤维素多的新鲜蔬菜，如芹菜、韭菜等。多吃一些粗粮，因为这类食物能产生足够的食物残渣刺激肠壁，促使肠蠕动加快，使粪便易于排出体外。多吃些新鲜水果，如苹果、梨等。此外，蜂蜜、决明子也有润肠通便的作用。辣椒、浓茶、酒类等刺激性食品不利于大便的通下，不宜过多食用。此外，保持心情舒畅，生活有规律也是预防便秘的好办法。

中药中有几味单方对治疗便秘是很有效果的

车前子治疗便秘，每次取30克车前子加水煎煮成150毫升，每日3次。本方不仅可以治疗便秘，而且还有降血压的作用，特别适用于高血压兼便秘患者。胖大海治疗便秘，用150毫升沸水泡发5枚胖大海，大约泡15分钟，待其发大后，少量分次频频饮服，并且将涨大的胖大海也慢慢吃下，但是别吃核仁，1天后大便即可通畅。生大黄具有泻热毒、破积滞、行瘀血之功能，适用于大肠热结所致之便秘。便秘时每次生大黄6克，开水泡服，孕妇慎服。决明子具有清肝、明目、利水、通便之功，适用于阴虚便秘，可以将5~10克决明子炒熟，研粉，开水冲服。

便秘病人如果选择吃药来治疗，就应该辨证施治、对症用药，否则滥用药，药不对症，疗效既差，又延误病情。治疗便秘，其实只要改善生活与饮食习惯，养成良好的排便习惯，再配合其他非药物治疗，不仅可以摆脱对药物的依赖，而且也无需担心产生副作用。

无论是何种便秘，都是因为肠的蠕动迟缓所致。为了能使肠的蠕动加速而产生便意，最快的方法是使用按摩法。按摩可以调节脏腑功能，改善气血流注，疏理经络筋脉，可以刺激大肠的蠕动，引发便意。按摩的方法很简单，只需要躺在床上，按揉中脘穴、天枢穴、关元穴，然后屈膝，放松腹部，两手掌叠加，置于上腹部，先顺时针旋转按摩15次，再逆时针旋转按摩15次，移至下腹部，用鼻孔呼吸，并在空腹时两手握空拳敲打腹部。可在适度的范围用力，使之不感疼痛为度，这样可以给肠道足够的刺激。也可以将双手重叠，以摇桨的方式实行，按压时呼气，放松时吸气。以上按摩每日可做10分钟左右。每次按摩之前用热毛巾热敷腹部，效果更佳。

还有一种方法就是用指压刺激手部的合谷穴和手腕部的神门穴，边指压边吐气，这样可增强排便效果。

大便是把我们身体里大块的糟粕瘀堵排出，小便则是把身体深层的毒素排出。我们不难发现，很多人有便秘，常常很多天不排便也没有太大的生命危险，而如果一个人3天不排小便，那生命就危在旦夕了。

小便是身体中产生的废水，由膀胱排出体外。我们每天都喝入很多水分，这些水分滋养了身体，但是水分是用不完的，就好像化工厂里，用水生产产品，再将用过的水排出来。如果这些废水因为各种原因排不出去，就会向上流动，到达脾胃，使人觉得腹胀，废水进入肌肉组织里，就引起浮肿，到中焦，我们就会恶心呕吐，而发展到上焦，就会形成喘了。可见，排泄小便正常与否，关系到我们的生命健康。

小肠将经过进一步消化后的食物，分为水谷精微和食物残渣两部分，前者上输于脾，后者下注于大肠。同时，小肠也吸收大量的水液，而无用的水液则渗入膀胱排出体外。人不可能一有尿液就立刻上厕所，那我们一天时间基本都得在厕所里度过了。小肠过滤完的这些浊水，会先储存在膀胱里，等到了一定的数量，膀胱就一次性将它们排出。

小便出现不通不利的状况，不仅仅是膀胱的责任，与肾、脾、肺都有关。

肾主水。肾具有掌管全身血液代谢、维持体内水液平衡的作用。肾将水化为津液输布全身，每个脏腑组织都得到了水的滋养，各脏腑组织代谢后的浊液就要排出体外。而这个排出的过程，主要就是依赖肾和膀胱的气化功能。肾就像是水闸一样，有开阖的作用。肾这个水闸打开了，膀胱里的尿就可以排出。当水闸阖上了，那么尿就要在膀胱里潴留。如果肾的功能正常，则开阖有度，尿液排泄也就正常。肾气还会推动小便排泄，肾气不足小便就不通畅了，严重的甚至会导致尿失禁。

脾不仅要运化水谷，还要运化水液，脾运化水液的能力出了问题，水液在体内停滞，就会导致血液运行受阻。如果脾气虚，那么脾克水的功能受挫，使水失脾制而泛滥周身脏器，最后就会影响血液循环，久而久之，就成为痰湿，而痰湿滞留就会造成小便不利。

肺有肃降的功能，肺在人体中处于最高的位置，它通调水道，保证水液的运行并下达于膀胱而使小便通利。肺气无法下行，水液就停滞了，人体正常的机能活动也就受到了阻碍，如肺气失降，就会出现喘逆咳嗽或小便不利等症。

除了这三个脏腑直接影响到小便的排泄外，其他的脏腑失调也会引起水津通调失度，导致小便失调或异常。水液能在三焦运行，需要五脏相互协调才能运行不息，通调无滞。血瘀、血溢、结石都会阻塞尿路，造成小便不利。精壅精室，压迫尿路；尿路痉挛，妨碍尿液下行；尿路松弛，肾关失健，都可引起小便失调。

使尿液顺利排出体外，其实方法很简单——通尿道饮水清除垃圾法，其实就是多喝水。饮水是一种很有效果的排毒方法。饮用的水能够成为人体血液的一部分，它清除废物，清洗肾脏，为肾管排毒。

有很多食物本身就是天然的通尿道良药。比如说西瓜，它是利尿专家，多吃可减少留在身体中的多余水分。紫菜，蕴含丰富纤维素及矿物质，可以帮助排除身体内废物及积聚的水分。红豆，可以增加大肠的蠕动，促进排尿及减少便秘，从而清除下身脂肪。西柚含丰富钾质，有助减少下半身的脂肪和水分积聚。

有一种胡萝卜蔬果汁，对于治疗小便不利很有效。具体的做法和服用方法如下：胡萝卜汁300毫升和甜菜汁、黄瓜汁各90毫升混合，在早餐前空腹时饮用，15分钟后再吃别的食物。也可以在晚饭后2小时服用，效果更好。这种胡萝卜蔬果汁还有溶解结石的作用。如果果汁太酸，可加一点蜂蜜。

但是在食用这些通尿道的食物时，一定要分清楚自己的体质，先针对自己的体质选择对症的食物，调整食疗配方，才会产生预期的食疗效果。

泡脚也是一个通尿道的好方法。取龙胆草、土茯苓、马齿苋各30克，川楝子15克，川萆薢9克，金银花20～50克，薄荷9克，加清水1500毫升，煎沸5～10分钟后，将药液倒入脚盆内，待温，浸泡双脚30分钟，冷则加温，每日浸泡2次，每剂可用2次。

按摩穴位也可以有效地疏通尿道。列缺穴是一个利尿的好穴位，它位于前臂部，桡骨茎突上方，腕横纹上1.5寸处。列缺，意指肺经经水在此破缺溃散并溢流四方。本穴有疏卫解表、清肺热、宣肺理气、利咽、通经活络、利水通淋等多项功效，经常按摩，可以改善小便不利等问题。水分穴也是利尿的穴位，此穴在上腹部，前正中线上，肚脐眼上1寸，是水液入膀胱、渣滓入大肠分别清浊之处。经常按摩此穴可达到益肺、健脾、补肾、疏通任脉、利水、化湿、消肿的功效。以四指集中按压此穴即可。

芦荟，清洁肠道最好的植物医生

在芦荟的诸多功效中，润肠通便、养颜排毒算是比较普及的。事实上，想要利用芦荟通便排毒，不仅可以像我那位朋友的父亲一样，在遵医嘱的情况下服用些已制成的芦荟药品，还可以自制芦荟汁饮用。

一般来说，人体经过8小时睡眠，消耗了大量的水分和营养，体内存储的糖原快要消耗殆尽，早晨起床后常处于一种生理性缺水状态。所以，在开始一天的活动前，最好喝250毫升温开水，以补充水分，让肠胃慢慢恢复活力。若在水中再加入适量芦荟粉，冲调成一杯可口的芦荟汁，可帮助调节肠胃，排毒通便，减少胃溃疡的发生率，促进细胞修复，助益胃肠健康。

当然，除了上述的相关药品和芦荟汁液外，也可以选择一些以芦荟为主要成分的保健品，这就依个人情况而定了。

常食蔬果谷物，不让毒素在我们体内作乱

中医认为体内湿、热、痰、火、食，积聚成"毒"，是万病之源；西医认为人体内脂肪、糖、蛋白质等物质新陈代谢产生的废物和肠道内食物残渣腐败后的产物是体内毒素的主要来源。若有意识地选择一些能排毒的蔬果谷物，这些毒将无法在我们体内作乱。

大家都知道，蔬果谷物是我们生活中非常重要的食物组成。不过，也有很多人不知道，蔬果谷物里有不少本身具有抗污染、清血液、排毒素的功能，对人体排毒大有裨益。

1.谷物排毒

绿豆，味甘，性凉，有清热、解毒、去火之功效，是我国中医常用来解多种食物或药物中毒的一味中药。绿豆所含营养物质丰富，常饮绿豆汤能帮助排泄体内毒素，促进机体的正常代谢。许多人在进食油腻、煎炸、热性的食物之后，很容易出现皮肤瘙痒、暗疮、痱子等症状，这是由于湿毒溢于肌肤所致。绿豆则具有强力解毒功效，可以解除多种毒素。现代医学研究还证明，绿豆既可以降低人体内的胆固醇，又有保肝和抗过敏作用。

燕麦，能滑肠通便，促使粪便体积变大、水分增加，配合纤维促进肠胃蠕动，发挥通便排毒的作用。将蒸熟的燕麦打成汁当作饮料来喝是不错的选择，搅打时也可加入其他食材，如苹果、葡萄干，既有营养又能促进排便。

薏仁，可促进体内血液循环、水分代谢，发挥利尿消肿的作用，有助于改善水肿型肥胖。薏仁水是不错的排毒品，直接将薏仁用开水煮烂后，根据个人口味添加少许的糖，是肌肤美白的天然保养品。

小米，不含麸质，不会刺激肠壁，属于比较温和的纤维质，容易被消化，因此适合搭配进排毒餐中食用。小米粥很适合排毒，有清热利尿的功效，营养丰富，也有助于美白。

糙米，即全米，保留米糠，有丰富的纤维，具吸水、吸脂作用及相当的饱足感，能整肠利便，有助于排毒。每天早餐吃一碗糙米粥或来一杯糙米豆浆是不错的排毒方法。

红豆，能增加肠胃蠕动，减少便秘，促进排尿。我们可在睡前将红豆用电锅炖煮浸泡一段时间，隔天将无糖的红豆汤水当开水喝，能有效促进排毒。

2.水果排毒

樱桃是目前被公认的能够为人体去除毒素及不洁体液的水果。它同时对肾脏的排毒具有促进功效，还有通便的功用。

深紫色葡萄也具有排毒作用，而且能帮助肠内黏液清除肝、肠、胃、肾内的垃圾。

如果你不是很喜欢吃樱桃或葡萄，苹果也是不错的选择。因为苹果内含有半乳糖醛酸，对排毒挺有帮助的，其果胶还能避免食物在肠内腐化。

荔枝含有维生素A、B族维生素、维生素C，还含有果胶、游离氨基酸、蛋白质及铁、磷、钙等多种元素。现代医学研究证明，荔枝有补肾、改善肝功能、促进细胞生成、使皮肤细嫩等作用，是排毒养颜的理想水果。

此外，草莓也是一种可以排毒的水果，且热量不高，能清洁肠胃道和照顾肝脏。应注意的是，若对阿司匹林过敏或肠胃功能不好的人不宜食用。

膀胱经是我们身体自带的排毒经络

膀胱经是人体经脉中最长的一条，也是我们身体里自带的一条排毒经络，将它利用好，毒素就能够顺利排出体外。

现在，有些人已经认识到毒素对身体的危害，于是想尽一切办法进行排毒，如去洗肠，甚至洗血。我们且不说这些方法听起来有多么恐怖，很多时候，没等毒素排完，身体就被折腾得不成样子。

其实，在我们每个人的身体内部，都有一套属于自己的排毒系统，只要将它利用好了，毒素也就能够顺利排出体外。在这套排毒系统中，足太阳膀胱经的作用最为明显。

膀胱经是人体经脉中最长的一条，起于内眼角的睛明穴，止于足小趾尖的至阴穴，交于足少阳肾经，循行经过头、颈、背部、腿足部，左右对称，每侧67个穴位，共有一条主线、三条分支。

正因为如此，膀胱经也就成了人体最大的排毒通道，它无时无刻不在传输邪毒。而其他诸如大肠排便、毛孔发汗、脚气排湿毒、气管排痰浊，以及涕泪、痘疹、呕秽等，虽也是排毒的途径，但都是局部分段而行，最后还是要并归膀胱经。

我们不妨打个比方，膀胱经就好比一个城市形形色色的排污管道，集合各个企业、民宅的污水，最后汇集到膀胱（污水储存站）排出。所以，要想排除体内之毒，膀胱经必须畅通无阻。

那么，用什么简单易行的方法可以打通这条经络呢？

我们可以采用从上到下的按摩穴位法来疏通这段经络。按摩时穴位有痛感效果好，通常是越接近足部时痛感越小，所以要反复按摩这条经络。当用指甲轻掐小脚趾外侧的至阴穴，痛如针刺时，膀胱经就算是打通了。我们应经常按摩，保持这条经络通畅。

刺激膀胱经的最佳时间在下午3—5点，这时是膀胱经当令，膀胱经的气血最旺的时候，此时如果能按摩一下，让气血疏通，对人体是很有保健作用的。膀胱经还是一条可以走到脑部的经脉，所以气血很容易上输到脑部。因此，这个时候不论是学习还是工作，效率都是很高的。

启动体内排毒系统，为健康保驾护航

在人体内，皮肤、肾、肺、大肠等器官共同构成了一个神奇的排毒系统，做好它们的排毒工作，我们的身体自然就会清爽、健康。

皮肤、肾、肺、大肠等器官，共同构成了人体自有的、动态而完善的排毒系统，只要给予它们充分援助，我们就能打一场漂亮的"排毒战役"，为健康保驾护航。

1.皮肤排毒

皮肤是排毒的主要器官，能反映大肠的健康和清洁状况。大肠清洁，皮肤自然透明有光泽；皮肤若出现毛病，就表示身体内部有大量的毒素或废物，无法顺着正常排泄管道排除，而被迫从皮肤排出。那么，如何让皮肤排毒呢？

（1）排便

吃三餐排便三次会更好，每天排便1~3次成形的大便算是正常的。如果让大便在肠子里滞留至第二天，就不好了。

（2）每天至少喝2500毫升清洁的水

人体细胞65%是水分，细胞外也是水。如没有足够的水，细胞没办法正常新陈代谢，出汗、小便都不足以排毒。对普通人群来说，只要平时注意科学饮食，每天至少喝2500毫升清洁的水，一般都能够通过人体自身代谢功能排出毒素。此外，皮肤对药物的吸收率约为40%，所以不可在皮肤上乱涂化妆品或药膏。

（3）水疗

利用蒸汽浴发汗排毒，也就是利用人体面积最大的皮肤作为出汗排毒的系统。高血压、心脏病患者也可做蒸汽浴。不过，如果感到恐惧就不要做蒸汽浴，因为心理的恐惧会使血压升高，病情重者反而越难排汗。

（4）运动

运动出汗排毒，是属于主动性的，也是最好的方法。不过，运动前后一定要多喝水，借由排尿、排汗来排毒。

（5）按摩

按摩背部淋巴结，也有助于排毒，属被动式。

2.肾排毒

肾脏是身体进行新陈代谢、排除废物与毒素、维持体液平衡的重要器官，所以保护肾脏非常重要。平时应减少环境或饮食对肾脏的伤害，多吃清淡的天然素食，配合充分的休息。一星期中选一天只吃水果或喝水，让肾脏有充分休息的机会。冬天要避免腰部受寒，常做脚底按摩，或者做做外丹功、气功等，都能提升肾脏的排毒功能。

3. 肺排毒

在森林里深呼吸，是最佳的肺排毒方法。每天最好有半小时的深呼吸运动，但一定要选择空气新鲜的地方。此外，清痰也是肺排毒的重要途径之一，平时多吃煮烂的银耳汤，可以帮助清痰排肺毒。用葵花子油漱口也有抽痰的作用，如果能配合大肠排毒一起做，效果更好。

4. 大肠排毒

大肠是排泄的主要器官，如果大肠排泄不通畅，会造成慢性中毒。平常多吃熟食的人，肠子里往往会积存许多废物，这些毒素若在肠内一再被吸收，将会严重损害人体健康。多吃新鲜的蔬菜水果、保持适当的运动对于维护大肠清洁与人体健康非常重要。简而言之，体内的毒素越少，人就越不容易得癌症，也越不容易老化，就能健康长寿。

科学断食，对身体毒素进行"大清仓"

如果你已经持续几天没排便，如果你早晨发现眼睑浮肿，如果你没怎么动就浑身乏力……就说明你身体里已积攒了大量的毒素。此时，不妨试试"断食排毒"，对身体毒素进行一次"大清仓"。

在我们日常饮食中，有许多未彻底排出的毒素留在体内，在消化系统方面我们称之为"宿便"。"宿便"是肠内腐败的有毒物质，毒性很大，其中部分毒素被肠壁吸收进入肝脏，使肝功能降低，不利于肝的解毒，从而诱发疾病。而且，在循环系统中，积存在血管中的脂肪和胆固醇，也是许多疾病的起因。若不将这些致病的废物、毒素消除，就会影响人体健康。

不少人问我，有没有什么办法既能让排毒彻底些，见效又非常快？我认为，首推断食法。这种方法除了能将体内的"老""病""废"细胞排出体外，还能促使荷尔蒙分泌旺盛，从而使人体血液循环变得顺畅，肤色红润、光泽。

同时，断食还能产生自体溶解现象，即在不进食的情况下，身体为了存活下去，就会被迫燃烧体内以前库存的产物，这些都是平常营养过剩积存的物质，如皮下脂肪、不良胆固醇、肿瘤等。中医认为，气血不通才会有酸痛。当断食产生自体溶解现象时，身体便可逐渐将这些导致气血不通的阻碍物融解掉，让酸、痛、肿、痒的症状逐渐减轻，甚至消失。

由于现代人的生活节奏快，每天都很忙碌，如果一个月能安排一天断食来定时进行体内大扫除，在时间上比较容易做到。这也就是人们常说的"一日断食法"。这种方法包括三个阶段，即减食阶段、断食阶段和复食阶段。以前后三天为一个完整的疗程，如星期五"减食"，星期六就要"断食"，星期日"复食"。

畅便瑜伽，让肠道更健康

改善饮食、按摩经络是畅便的"内部功课"，如果再结合"外部功课"——瑜伽，那你的肠道就会更健康，畅便也就是水到渠成的事情了。

前面，我们讲了不少饮食、按摩等畅便的"内部功课"，如果能够再结合运动这门"外部功课"，那畅便、排毒将会事半功倍。下面，推荐给大家一套简单有效的畅便瑜伽。

1. 髋关节伸展运动——促进便意

挺胸直腰，席地而坐，双脚并拢，向大腿内侧方向拉近；

双手抓住双脚，尽量让大腿贴向地面；

放下大腿的时候，吸气，同时收缩肛门，保持5秒钟；

呼气，同时慢慢放松；

反复做此动作10次。

通过伸展髋关节，可以刺激肠道蠕动，促进形成便意，并能有效预防痔疮。

2. 弓式——缓解便秘，消除腹部赘肉

俯卧，双腿后屈，抬高双腿，双手抓住脚踝；

呼气，然后深深吸一口气，同时抬高上身；

抬头，尽量后仰，向上看，同时抬起双腿，使膝盖离开地板，尽量只让小腹贴住地板，此时，两膝盖间最大限度地保持与骨盆平齐；

拉紧小腹肌肉，尽量保持此姿势，然后慢慢呼气，舒缓身体；

休息片刻，重复做3次。

3.仰卧扭腰式——缓解顽固性便秘

仰面平躺，深深吸气，并拢双腿，抬至垂直；

慢慢呼气，将并拢的双腿右倾；

此时，头和眼睛的视线放在相反方向，应该注意的是，并非只是双腿右倾，而是腰部以下都要右倾，保持此姿势5秒钟；

抬高双腿至垂直的时候吸气，向右、向左倾斜的时候慢慢呼气。

如果将并拢的双腿左倾、右倾感觉太吃力的话，可以将双腿弯曲，必须感觉两肋和双腿的肌肉都被拉紧。

4.V字式——最适合弛缓性便秘

屈膝坐下，双手放在身后，与肩平齐，支撑上半身；将上半身微微后倾，深吸气；将双腿伸直，抬高45度，保持10秒钟；

反复做3次。

熟练后，可以同时将双臂向前伸直，保持水平，效果会更佳。

5.犁杖式——缓解慢性便秘

仰面平躺，双手放在臀部两侧；

吸气，将两腿抬至与地面垂直；

呼气，两腿举至头后，脚尖贴地，收紧腹部和大腿前侧肌肉；

吸气，将腿收回至垂直状态；

呼气，轻轻放回地面，重复2~3次。

相信经过"里应外合"，什么毒素都可以被我们轻松"驱逐出境"了。

三、胃是"国土中心"，好土地最养人

胃是消化管的扩大部分，位于膈下，上接食道，下通小肠。本部分主要介绍人体的胃。动物的胃，一般俗称"肚子"，如猪肚子、牛肚子。

胃的主要作用是什么？

胃是通饮食的第一站。人体的生命活动，基本的能量来源于饮食。通过对饮食的消化和吸收，获得生命活动的各种人体所需营养。人的消化，是一个非常复杂的系统工程，需要胃、脾、小肠、胆等多个器官共同合作来完成。其中，胃是消化吸收的第一站，也是最基本的器官。胃位于膈下，上接食道，下通小肠。胃的上口为贲门，下口为幽门。胃与脾的经脉相互络属，构成表里关系。

胃的主要生理功能是受纳和腐熟水谷。受纳，通俗地说就是接受和容纳饮食，人吃入的食物，先经口腔，由牙齿的咀嚼和舌的搅拌，咽喉的吞咽，从食道进入胃中。胃的这个功能，还表现为当人吃入足够的食物时，胃会被充满，人会有饱的感觉。如果吃的食物过多，则会有胀的感觉。

腐熟，实际上就是胃对饮食物进行初步消化，形成"食糜"的过程。胃接受水谷后，依靠胃的腐熟作用，进行初步消化，将水谷变成食糜，成为更易于转运吸收的状态。食糜传入小肠后，在脾的运化作用下，精微物质被吸收，化生气血，营养全身。胃在完成腐熟功能后，胃会变空，人就会有饥饿的感觉。

由于胃的这个功能，所以胃是直接面对来自外界的饮食物的，因此胃就成了六腑当中唯一一个直接面临外界"侵害"的器官。比如食物中毒，或者食物不洁导致腹泻等，都是比较常见的情况。因此，胃在临床上，是一个疾病多发的器官，如胃炎、胃痛、胃溃疡、胃糜烂、胃穿孔。因此，平时要注意保护胃的健康，这对身体是非常重要的。

要想有一个好胃，必须做到如下三点：

一是避免饮食中的各种刺激性食物如烈性酒、浓缩咖啡、生蒜芥末等对胃黏膜有损伤的食物，同时避免吃过硬的、过酸的、过辣的、过冷的、过热与过分粗糙的食物。可以选用易消化食品并注意少用油炸、烧烤等烹调方法。食物应该清淡软烂。

二是增加营养、注意选择营养价值高的蛋白质食品和维生素丰富的软食，例如牛奶、豆腐、胡萝卜与一些发酵的食品，食物要细嚼慢咽。

三是饮食要有规律，定时定量，不暴饮暴食，尤其晚餐要吃少，晚餐后不立即上床。养成良好的饮食习惯，减轻胃部的负担。三次正餐食量较少可于餐间定时加餐。注意食物搭配，最好有干有稀，有蛋白质食品也要有少量主食。

检查一下你的胃功能如何

食物经过消化系统的消化、吸收和运送，营养才能送到身体各部位。消化系统会随着年龄的增长而慢慢老化，难消化的食物会给人们的肠胃带来负担，同时也影响自身的健康。

胃里有一种名为幽门螺旋杆菌的细菌，不干净的饮食是它的主要源头，全世界约50%的人胃部都有这种细菌繁殖。大部分胃癌、胃炎、胃溃疡患者体内都有幽门螺杆菌存在。大多数人感染后没有什么症状，但10%~15%的感染者会得胃溃疡。

胃不好对我们的身体危害很大

1.胃出血

慢性胃炎出血并不少见：黏膜萎缩变薄、血管显露、粗糙食物磨搓、黏膜糜烂出血，以黑便为主要表现，若出血量大时可突然吐血，重者头晕、心慌、眠黑、大汗、甚至休克等。

2.贫血

慢性胃炎大量失血后伴有两种贫血：（1）巨幼红细胞贫血，即恶性贫血，患者具有贫血表现，头晕、乏力、心悸、面色苍白。（2）缺铁性贫血，一是慢性失血所致；二是慢性胃炎患者吃饭少，营养不足引起；三是胃酸缺乏。

3.胃溃疡

胃溃疡与浅表性胃炎、糜烂性胃炎同在，存在明显的炎症刺激，胃黏膜萎缩变薄，并发糜烂、溃疡，应及时进行胃镜检查，以免延误诊治。

4.胃癌前期

据国际卫生组织统计，在胃癌高发区，经10～20年随访，平均胃癌发生率为10%，他们的发展脉络为：浅表性胃炎→慢性胃炎→肠化生或不典型增生→胃癌。慢性胃炎的癌变与胃炎性增生密切有关。有两种情况的慢性胃炎易癌变：

（1）慢性胃炎伴有恶性贫血者，癌变发生率比其他胃肠病要高出20倍以上，要引起胃肠病患者重视。

（2）萎缩性胃炎伴肠化生及重度不典型增生者。

平时如何保养胃

1.不熬夜，保持好心情：当精神紧张、过度疲劳、情绪不佳时，会使胃酸分泌增多，会有反酸水、烧心、恶心等不适。此外，要少吃过甜、咸、辣、酸、冷、烫的食物。

2.食物结构合理：动物性食品，油腻食物不易消化，过多食用加重胃肠负担，影响食欲，过细米面食物无机盐，微量元素，维生素及食物纤维素大量损失，长期食用必将造成机体营养不良，导致机体各种功能下降。腌制食物中含有较多的盐分及某些可致癌物，不宜多吃。生冷和刺激性强的食物对消化道黏膜具有较强的刺激作用，容易引起腹泻或消化道炎症。因此，多吃素菜和粗纤维食品如芹菜、香菇等。

3.心情舒畅：人的情绪与胃酸分泌及胃的消化作用密切相关，情绪低落时，即使美味佳肴，也会味同嚼蜡。因此，进食时要保持精神放松，心情愉快。

4.精神集中：食物的消化，吸收，需充足的血液供应胃肠道。若一边进食，一边思考问题，或一边进食，一边看书，看电视，大量的血液要供应脑部工作,直接影响胃肠道的血液供应,长此以往,势必影响胃的功能,导致胃病发生。因此,进食时要专心致志,不可一心二用。

5.定时定量进食:胃酸分泌具有一定的规律性,即一日三餐时的分泌高峰,常食零食,使胃工作紊乱,破坏了胃酸分泌的正常节律,久之可导致胃病,因此,日常饮食应一日三餐,不可过多进食零食。每餐的进食量应适度,过饥或过饱,或饥饱不均饮食都会使胃正常运转失常而致消化不良,因此,应养成定时,定量饮食的良好生活习惯。

6.进食温度适宜:饮食的温度以"不烫不凉"为度,即一般保持在40~50℃为宜,过冷饮食,使胃黏膜血管收缩,胃黏膜血流量减少,影响胃的功能,同时过冷饮食还能刺激胃蠕动增强,甚至产生胃痉挛。过热饮食,能烫伤胃黏膜,使胃黏膜保护作用降低,还能使胃黏膜血管扩张,可导致胃黏膜出血。

7.细嚼慢咽:少食粗糙、过硬食物。对食物充分咀嚼,使食物尽可能碎烂,可减轻胃的工作负担,咀嚼次数愈多,随之分泌的唾液也愈多,唾液具有消化食物及杀灭细菌等作用,对胃黏膜有保护作用,因此,进食宜细嚼慢咽,不可囫囵吞枣。

8.饮水择时:最佳的饮水时间是晨起空腹时及每次进餐前1小时,餐后立即饮水会稀释胃液,用汤泡饭也会影响食物的消化。

9.注意防寒:胃部受凉后会使胃的功能受损,故要注意胃部保暖不要受寒。

10.避免刺激:吸烟可使胃部血管收缩,减少胃部血液供应,同时抑制胃黏液的分泌,加重胃黏膜损害,吸烟可使幽门关闭不全,引起碱性胆汁反流入胃,破坏胃黏膜屏障,使胃黏膜防御功能降低而诱发胃病,因此,应当戒烟。另外要节制饮酒。一方面,适量饮用低度酒,能增加胃部血管的血流量,另一方面,长期或一次大量饮用烈性酒,能直接破坏胃黏膜屏障,引起胃黏膜充血,水肿,糜烂,甚至出血,因此,可适量饮用水米酒,啤酒,葡萄酒等低度酒,禁止大量饮白酒或酗酒。

11.合理运动:进食后,胃有节律性的蠕动,使食物在胃内与胃液充分混合,研磨成食糜,并逐渐排空。饭后立即进行剧烈活动,直接影响胃肠的血液供应，导致消化不良，因此，进食后应停半——一小时再行活动。

12.讲究卫生：注意饮食卫生，把住病从口入关。做到便后饭前洗手。生吃瓜果要冲洗干净。避免食物污染上致病细菌。不食变质霉变食物。

老年人饮食宜忌

人到老年，脾胃功能日渐衰退，对外界有害因素的抵抗力比较差，因此在饮食上要特别注意，饮食要规律，要有所宜忌。国医大师李辅仁先生建议老年人要做到以下饮食十宜：

1.宜广。老年人饮食要广，不可偏食，不可嗜荤，要做到荤素搭配，精粗粮兼备，品种多样化，以保持营养均衡。

2.宜温。食物不能太热，否则会灼伤食管及胃，易诱发食管及胃癌变，但过冷易损伤脾胃，影响消化吸收。

3.宜软烂。老年人消化功能差，牙齿也会渐渐脱落，这时无论是主食、肉食、还是其他粥菜等，都要煮软、煮烂，这样老年人才能消化。

4.宜清淡。老年人应该少吃盐，多吃清淡食物，尤其是高血压患者更宜少吃盐，少吃或不吃油炸食物，以免影响消化。

5.宜新鲜清洁。老年人最好不吃隔夜食物，或在冰箱中存放过久的食物。尤其在夏季，不要吃不清洁食物，以避免消化道疾病。

6.宜少吃多餐。人到老年，消化功能减弱，暴饮暴食对脾胃最是不利，因此饮食要有度，要少吃多餐。可在三餐之间增加少量滋补食品，例如银耳羹、蛋白羹、莲子羹等。

7.宜细嚼慢咽。细嚼慢咽可使唾液分泌增多，有助于消化，减轻胃肠功能负担，还能杀菌。

8.宜早。老年人三餐均宜早。尤其晚餐，不可多吃，应吃些易消化的东西，如粥、羹之类。老年人最好在晚餐后2小时再入睡。

9.宜静。老年人进餐环境要安静，进餐时和进餐后避免不良刺激，以影响肠胃蠕动和消化。

10.宜有所忌。主要对老年人饮食与疾病的禁忌。例如胃热病人、生疮疖病人禁食辛辣食物，如生葱、生蒜、辣椒等；高血脂病人应禁食动物内脏、动物脂肪，少食肥肉；胃寒病人宜禁食生冷油腻；肾病宜限制蛋白质摄入量；糖尿病宜忌糖，少吃甜食等。

因为人的脏腑会随着季节的不同而有所变化，所以老年人的饮食还要注意季节的变化。一般来说，老年人四季饮食应侧重以下几个方面：

1.春季：老年人的饮食要偏凉而酸，可多食小米、大麦、青鱼、黄花菜、芹菜、萝卜和蜂蜜等。

2.夏季：老年人饮食要以健胃、消暑、化湿为主，这时老年人要吃绿豆、豆腐、鲫鱼、藕、西瓜、苦瓜等食物，少吃过甜、过油食品。

3.秋季：气候转凉且干燥，老年人饮食宜偏干、酸，可多吃粳米、大麦、扁豆、鸡蛋、百合、甲鱼、海蜇、蜂蜜等，忌辛辣食物。

4.冬季：老年人多阴精亏损、阴气不足、四肢不温，这时老年人应选择补心气、固肾精的食物，如糯米、黄豆、羊肉、羊肾、狗肉、青鱼、龙眼肉、韭菜、黑芝麻等。

四、心是身体的国王，心瘀是百病之源

心者，五脏六腑之大主

中医认为，心是人体生命活动的最高主宰，《黄帝内经》说："心者，五脏六腑之大主"，所以有"君主之官"的称号，其最重要的生理功能是主神志和主血脉、主汗。

心主血，血行脉中，心与脉密切相连，脉是血液运行的通道，心有推动血液在脉管中运行以营养全身的功能。《黄帝内经》说："心之合脉也，其荣色也。"这是由于面部的血脉比较丰富，所以心气的盛衰，心与血脉的情况常可从面部的色泽反映出来。当心的功能健全、血脉通

畅，必然面色红润光泽，一副红光满面的样子；而当心的功能衰减、血脉空虚，自然就面色苍白无华，甚至面色发绀、青紫。

此外，中医认为心开窍于"舌"，心火旺除表现为口烂，还会舌红生疮、破溃，风痰阻络使舌体强硬、运动不灵活，说话产生障碍，并伴有小便短赤、灼热疼痛等小肠热证和证候，叫作"心移热于小肠"。这是因为，心与小肠通过经脉构成表里关系，二者经脉相连，故气血相通。

心脏要健康。只有心脏健康，才能使机体发挥正常的生理功能。《黄帝内经》说："心，君主之官，神明出焉。"心，为身体的最高统帅，就如同一个国家的国王，主管着国家的大小事务，国王出了问题，国家也跟着动荡不安，甚至政权更替。而心出了问题，身体自然也跟着动摇，甚至崩溃，生命垂危，所以《黄帝内经》说："心者，五脏六腑之大主也"，"心动则五脏六腑皆摇"。在脏腑中，心的位置最高，就像是国王坐在高高的王位上，号令天下，调控五脏系统，进而控制全身四肢百骸、五官九窍。肺呼吸，脾运化，肝疏泄，肾封藏，胃受纳，小肠化物，大肠传导，膀胱贮尿与排尿，胆汁贮存与排泄，甚至是四肢之屈伸，目视物，耳闻声，无不是在心的主宰下进行的。可以说，心主宰着人体生命活动。

心是人体生理活动的最高主宰，也主管着人体的精神、思维、意识活动，故情志活动，是心主神志的表现之一。所谓心病那当然就是心主神明功能异常所产生的疾病，即情志病。

比如说遇到好事我们会高兴，遭遇苦难我们会悲痛，遇到不公我们会生气，遇到纠结我们会思虑等等。不同的情志变化，对内脏有不同的影响，但是一般情况下影响都不大。如果心的功能异常，出现心瘀，出现神志变化，导致这些情志变得强烈、持久，对我们的精神造成了刺激，就会造成相应的脏腑气血功能紊乱，气机升降失常，瘀堵丛生，导致疾病的发生。

比如说郁闷了，特别是女性朋友，很容易生气、郁闷，想事情想不通了，就在心里纠结，饭也吃不下了，月经也不调了，这时候病在肝，是肝气不舒引起的。如果不及时疏解，就会渐渐变得严重，比如说胡言乱语、癫狂、嬉笑无常，这时候病就在心了，心主神明，神不明则乱，应养心安神。悲伤肺，一伤心了就哭得喘不上气来，严重的会昏迷，甚至脑瘀血，很多老人就是一受到悲伤的打击，脑瘀血了。所以说，每一种情志都会伤到心，反过来又加重了五脏六腑的疾病。悲哀忧愁则心动，心动五脏六腑皆摇，所以我们要防止心瘀，实际上就是要控制我们的情志，保持恬淡虚无，清闲安静。

心脏的正常搏动主要依赖于心气。情志太过，就会导致心气瘀堵，心气顺则百事顺，心瘀堵则处处堵。心气旺盛，才能维持血液在血脉内正常地运行，周流不息，营养全身。如果心失血脉，心气不足，会引起心血管系统的诸多疾病，如心律不齐、心律失常、心绞痛、心肌梗死等。心气运行受阻，就会出现心慌、胸闷、心绞痛等症，而且身体的各个器官都会受到影响。现代人容易患上的冠心病心绞痛的最终病因就是心血瘀阻。

身心本是一体，心出了问题，身体的各个部位肯定会受到影响。有哪些心理问题必产生相应的生理病变？如经常生闷气的女士就很容易发生子宫、卵巢和乳房的问题，恐惧和忧虑会造成男子长期的性功能障碍，脾气急躁的人最爱患高血压、心脏病，精神紧张的人常会得胃溃疡。

检查一下你的心脏功能如何

1.舌头溃疡。中医认为舌和心脏的关系最为密切，所以溃疡长在舌头上，通常认为是心脏有内火，或是火毒。

2.额头长痘。额头是心脏管辖的一个属地，心火旺盛成为火毒时，这个属地也会"沸腾"，于是此起彼伏地出现很多痘痘。

3.失眠，心悸。心脏处于不停地工作中，当火毒停留于心而无法排除时，睡眠不会安稳。

4.胸闷或刺痛。心脏内出现瘀血也是一种毒素，就像是在公路上堵车，轻一些的是胸闷，重一些的则会出现刺痛。

5.脸上显现出青紫的颜色，嘴唇颜色发暗。这就表明身体内存在瘀阻。平时我们身体哪里磕到碰到了，就会青紫一块，这就是因为磕到的地方有了瘀血。当心脏的位置血液运行不通畅，血液瘀滞了，脸上就会呈现青紫的颜色。心主血脉，如果受到了瘀堵，供血不足，这时候我们就要注意了，心瘀堵严重，就会出现典型的心绞痛。等到我们觉得疼痛了再去治疗，往往疾病已经发展得非常严重了。所以，当脸上出现青紫色，嘴唇颜色发暗时，就应该及时疏通瘀血。

6.脸色污浊发暗。这是心脏有痰浊了，人体内部的痰浊蒙蔽心窍，脸上就没有光泽。这时候伸出舌头，我们会发现舌苔又白又厚，又黏又脏，而且舌尖和舌边还会出现一个个青紫色的小点，严重的时候舌边会发青，这是因为瘀血堵住了心脉，心脏供血不足，舌色就会发暗。当有痰湿蒙蔽心窍的时候，人就会犯糊涂，严重的甚至会神志失常，所以，这时候就应该化痰、化湿，把瘀堵祛除。

如何养心

心是国王，保持心的健康就能使人五脏淳厚，气血匀和，阴平阳秘，健康长寿。在五脏养生当中，养心是最为重要的。那么如何养心呢？只要做到五点即可。

首先，养身贵在养心，养心贵在养神。心主神明，所以养神就是要心气平和，保持心神的虚静状态。《黄帝内经》中说："恬淡虚无，真气从之，精神内守，病安从来"，也就是说身体要健康，首先得保证心灵健康，以一种恬淡虚无，也就是平和的心态去为人处事，如果能做到清心寡欲、淡泊自然、情绪愉悦，体内的气机升降运行自然就会和顺畅达，阴阳就能和谐平衡，那么我们的身体自然能够健康长寿。我们生活在一个纷繁喧嚣的世界中，面临着很多的选择，拥有很多欲望，我们的心神总是不能安定下来。当然，人不能没有物质和精神的需要和追求，但这种追求要从五脏六腑是根本，脏腑通则身体健，因此，一切都要从实际出发，欲望太多，脱离主客观条件，甚至想入非非，最终因失望而痛苦，忧思成疾而影响健康。当我们减少个人私欲，淡化名利后，我们就能摆脱外在的干扰，找到心灵的乐园。心情静下来了，所以看到的万事万物都是一片美好的景象。不管遇到什么样的风浪，什么样的变化，只要心静下来，不计较得失，不过喜也不恐惧，乐观豁达，凝神自娱，我们就不会徒增烦恼，也就不会影响身体健康。

第二，吃苦排毒。首推莲子心，它味苦，可以发散心火，虽然有寒性，但不会损伤人体的阳气，所以一向被认为是最好的化解心脏热毒的食物。可以用莲子芯泡茶，不妨再加些竹叶或生甘草，能增强莲子芯的排毒作用。

第三，按压心脏排毒要穴。这是指少府穴，位置在手掌心，第4、5掌骨之间，握拳时小指与无名指指端之间。按压这个穴位不妨用些力，左右手交替。

第四，绿豆利尿排毒。绿豆可以通过利尿、清热的办法，来化解并排出心脏的毒素，但吃绿豆时要用液体的形式，例如绿豆浆或绿豆汤，绿豆糕的效果会差一些。

第五，出汗。人与自然界是一个紧密联系的统一整体，五脏分别与自然界的四时阴阳相通应。心在五行中属火，搏动不息，维持循环。心脏是一个阳气非常旺盛的脏器，所以心与夏气相互通应。心的阳气在夏季最为旺盛，反应最强。我们常说，春养肝，夏养心，秋润肺，冬养肾。夏天是养心的好时机。夏天天气炎热，地上的水湿向上升腾，又湿又热，而这个湿热的暑气，能够帮助心脏鼓动血脉，促进循环，消散瘀血，所以我们身体的很多痛症，在秋冬时会发作，而到了夏天就会缓解，就是因为瘀血得以消散的缘故。夏天天热时人就会出汗，"汗为心之液"，出汗可以帮助我们保持恒定体温，散热，降火，但是暑湿也耗心气，特别是出汗过多时，就会耗伤心气，感觉发软无力、心悸胸闷。现在空调很普及了，大家都喜欢在夏天的时候待在空调房里，身体里的湿热不能随汗排出去，瘀血也无法随着暑热消散，结果我们就会变得萎靡不振，头昏脑涨。所以，我们要学会借助天时，顺应耐受夏季炎热的天气，振奋心脏，鼓动血脉，促进气血循环和新陈代谢，消耗富余能量，消散积蓄的瘀血，清理身体内部环境。

中午11~13点是心脏最强的时间，可以吃些保心、助排毒的食物，例如茯苓、坚果、黄豆、黑芝麻、小枣、莲子等。

五、肝是大将军，肝瘀则气郁血瘀

肝者，将军之官

有道是"肝脏如果好，人生是彩色的；肝脏若不好，人生都是黑白的"。这话充分说明了肝脏的重要性。

《黄帝内经》说："肝者，将军之官，谋虑出焉。"肝是人体的将军。中医说"肝藏血，主疏泄，在志为怒"。肝是人体的重要脏器，掌管周身气血的调节、胆汁的分泌与排泄、肌肉关节的屈伸、情绪的变动等。肝脏既贮藏有形之血，又疏泄无形之气。古人用将军征战时的深谋远虑比喻肝的作用，所以肝有"将军之官"的称号。

提起将军容易让人想起"怒发冲冠"、不怒而威之类，而肝性也确实刚强躁急，喜舒畅悠远，不可抑郁。中医认为肝主"谋虑"，在志为怒。

《素问·举痛论》所说的"百病生于气也"，就是对情志所伤影响气机的调畅而言。肝疏泄正常才会气机调畅，气血和调，人才能心情舒畅、精神愉快；如果肝失疏泄则肝不舒，气机不畅，精神抑郁，抑郁难解或开泄太过，阳气升腾而上，则会心烦易怒。所以有"怒伤肝"及"肝喜条达而恶抑郁"的论述。

作为人体最大的消化器官，肝脏最大的功能，实际上是消化和解毒。肝脏除了通过胆汁的合成而直接参与消化外，五行属木的肝还可能影响胃肠消化吸收。另外，肝脏能促使很多有毒物质转化，再排泄出体外。比如，众所周知的喝酒，经过肝脏作用，酒精从乙醛再转化为醋酸；如果酗酒，超出肝脏的解毒能力，便会导致酒精中毒。再比如，我们平时口服或通过注射而进入体内的很多药物，都是有不同程度的毒副作用的，大多都是靠肝脏解毒。

肝的疏泄功能直接影响着气机的调畅。如果一个人经常生气或郁闷，就会抑制肝的疏泄、生发功能，就会气郁。气为血之帅，气行则血行，气滞则血瘀，气郁会造成血流不畅。如果肝的生发功能长期被抑制，就会影响其他脏腑的生长和营运功能，哪个脏腑虚弱，瘀堵的垃圾就不能及时排除，这些垃圾积累起来，就会在哪个脏腑出现肿块甚至生癌。

检查一下你的肝脏功能

1.指甲表面有凸起的棱线，或是向下凹陷。中医认为"肝主筋"，指甲是"筋"的一部分，所以毒素在肝脏蓄积时，指甲上会有明显的信号。

2.乳腺出现增生，经前乳腺的胀痛明显增加。乳腺属于肝经循行路线上的要塞，一旦肝经中有"毒"存在，乳腺增生随即产生，尤其在经血即将排出时，会因气血的充盛而变得胀痛明显。

3.情绪容易抑郁。肝脏是体内调控情绪的脏器，一旦肝内的毒不能及时排出，阻塞气的运行，就会产生明显的不良情绪。

4.偏头痛，脸部的两侧长痘痘，还会出现痛经。脸部两侧以及小腹，是肝经和它的搭档胆经的"一亩三分地"，一旦肝的排毒不畅快，自己的后院就会先着火。

肝脏是人体分解有毒物质和废损细胞的"垃圾清理厂"，其主要的功能是解毒。一旦它"停工"或"罢工"，会给健康带来最严重的损害。好在肝脏是"打不死的程咬金"，它的代偿功能很强，受损肝细胞很快就会被替代，即便在肝细胞不断受到某些物质如酒精之类的侵犯时，肝组织也往往要过很长时间才会被彻底破坏。

肝是我们身体的重要器官，而肝脏的疾病却是我们常见的疾病。

我们能随口说出好几种肝脏疾病：肝癌、肝硬化、脂肪肝、酒精肝、乙肝、甲肝等等。那么肝是如何受到损伤的呢？

生活中有5大习惯对肝的伤害比较大

习惯1：脾气暴躁。我们前面说过，怒是最伤肝的，特别是大怒暴躁，更容易使肝气郁结，或者肝气上逆。肝储血，肝气上逆了，血也会随着肝气上逆，结果就会导致一系列的疾病出现，如头晕、呕血、腹泻。

肝在五行中属木，管疏通、条达、升发、畅泄等。肝就好像树木一样，喜欢舒畅、条达、升发，尽情地向上生长。如果把一棵树种在狭小阴暗的环境中，树就会变形，甚至无法生长。肝也是如此，情志对肝的影响是很大的，如果我们总是压抑自己，或者是长期精神抑郁、大怒等，都会使肝大受伤害。

习惯2：过量饮酒。喝酒一直是我们社交的一种手段，交朋友、谈业务、聊感情，人们在饭桌上觥筹交错，饮酒无度。少量饮酒其实对身体是有一定好处的，但是，长期或间断性大量饮酒可引起肝损伤。而且喝得越多，喝的时间越长，对肝的损害就越大。酒精会直接毒害肝细胞，影响其结构及功能。肝是主疏泄的，过量的酒精给肝脏增加了疏泄毒素的工作负担，肝脏无法及时解毒，结果毒素瘀积在肝部，就会出现病变，比如酒精肝、肝硬化、肝癌等。嗜酒的朋友们要提高警惕了，为了自己的身体健康，最好能戒掉酒。对于在应酬中，不得不喝时，也要注意控制饮酒量。

习惯3：久视伤肝。曾经有一个白领来我这问诊，她说眼睛很干涩，看不清楚东西，每天上班总觉得头晕。我给她诊断后告诉她，她的肝不好，回去把肝调理好了，那些症状自然就缓解了。她当时非常不解，明明是眼睛的问题，怎么扯到肝去了，这些症状与肝有什么关系呢？

眼睛出了问题，和肝的关系非常大，中医说"肝开窍于目""久视伤肝"，就是指用眼过度会导致肝血虚、肝阴虚，还会影响肝脏的解毒功能。肝藏血，它提供的血液和阴津就是滋养眼睛的，可以说，肝是明目的源泉。如果肝不好，分泌的血液和阴津减少，眼睛得不到滋养就会感觉到干涩。我们对着电脑太久，用眼过度，肝脏要分配更多的血液去滋养眼睛，我们的肝脏就像身体里的一个血库，如果总是过量从血库里拿血，造成血库里血不充足，就会出现头昏、头痛、眼睛干涩、视物不清、腰膝酸软、手足无力、情绪不稳定等一系列症状。

习惯4：过补伤肝。现代人生活条件相对过去要好了很多，各种疾病的治疗药物在各大药店都能买到，同时保持健康的各种补品也层出不穷。只要一有点小毛病，人们就立刻吃药，以缓解不适。就算是没有疾病，也会吃补药来预防。殊不知，是药三分毒，吃进体内的药物总会留下一些毒素。肝脏是人体最大的解毒器官，大多数的药物都得经过肝脏来代谢，各种毒素经过肝脏的一系列化学反应后，变成无毒或低毒物质。如果我们长期过量服药，无形中给肝脏增添了许多负担，就会引起药物性肝损害的发生。

习惯5：熬夜。最近在网络上流行一个新词，叫"爆肝"，很多年轻人在各大论坛中大吐苦水："最近加班加到爆肝了。"大概的意思就是那些需要拼业绩的上班族们经常熬夜工作，以至于身体吃不消了。从中医理论上讲，熬夜是非常伤肝的，如果经常性熬夜，过度操劳，对肝的损害非常大，所以"爆肝"一词倒是非常贴切。

老一辈的人说熬夜就是熬心血，其实这是很有道理的。人体造血系统是在半夜时分人进入深度睡眠后才开始的，在开始睡觉后，要经过至少2小时才能进入深度睡眠阶段，熬夜就会错过补血时间。

肝是将军，晚上的时候他会让士兵们养精蓄锐，还要收编更多的士兵，以供第二天人体的需要。但是熬夜时，人体需要血液供应，特别是脑部，肝将军只好将累了一天的士兵们再派出去工作，士兵们得不到休息，身体的血液损耗自然就大。大部分的血液都供给了脑部，内脏供血就会相应减少，长此以往，就会对肝脏造成损害。凌晨1时，是肝脏活动能力最强的时段，也是肝脏最佳的排毒时间，肝忙着派兵遣将去支援我们熬夜的身体，就没有时间好好休息，结果，会引起肝脏血流相对不足，已受损的肝细胞难以修复并加剧恶化。为什么现在越来越多的年轻人得各种各样的怪病，肝受到了损伤就是其中重要的原因之一。

我们形容一个人丢了魂，就会用到"魂不守舍"这个成语，魂的"舍"是哪呢？它就是肝。中医认为，肝藏魂，当我们肝气虚弱，肝脏郁结了浊气，我们就会精神涣散，也就是说，魂没有好好地待在肝脏里，不知道跑哪儿去了。这时晚上睡觉总是会做噩梦，半夜经常会醒来，而且醒来后就很难再睡着了。养肝护肝，实际上就是养我们的"魂"，使我们的头脑聪慧，反应敏捷，让我们的聪明才智得到最大限度的发挥。

六、胆是大法官，胆瘀则平衡失调

胆是大法官

《素问·灵兰秘典论》说："胆者，中正之官，决断出焉。"在身体这个国家里，胆就是一个大法官，所谓中正，那就是不偏不倚。别以为胆的这个官是随便封封的，这是需要能力的，要真的能不偏不倚，做到中正，光是泻而不藏，或光是藏而不泻，都不行，那都是偏倚，那都不是中正。只有具备了中正的前提，你才能执行决断的功能。就像是我们的法官，如果他偏袒了任何一方，就是徇私舞弊、贪赃枉法了，做出来的决断都是不正确的，于人民于国家，都是一种祸害。胆只有做到中正不偏袒，人的决断力才能够生发出来。

那么胆这个大法官是如何行使它的职责的呢？

胆可以贮藏和排泄胆汁。胆的上方有管道与肝相通，胆汁由肝的精气所化生出来，然后通过这个管道进入胆腑贮藏、浓缩。《东医宝鉴》说："肝之余气，溢入于胆，聚而成精。"胆的下方有管道与小肠相通，随着消化的需要，胆汁通过胆的疏泄作用而进入小肠，促进食物的消化。

胆腑通畅，贮存和排泄胆汁的功能才能正常进行；胆腑阻塞不通，必然会导致胆汁排泄不畅。那么，胆腑阻塞的因素都有哪些呢？湿热、瘀血、砂石、寄生虫等都是阻塞胆腑的重要原因。此外，气机紊乱也会导致胆腑不通，从而产生胁肋胀满、疼痛等症。由于胆汁是促进食物消化的，如果胆受到了瘀堵，胆汁排泄不畅，那么我们的消化功能也会受到影响，从而产生食欲不振、腹胀、便秘或腹泻等症。如果下面的胆管堵了，那么胆汁就会上逆，会出现口苦，呕吐黄绿苦水等症状。若胆汁外溢到肌肤，我们就会患上黄疸病。

胆主生发。胆主阳气的振奋，参与阳气的旋运机制，胆经生发的时间是在夜里的23点到次日凌晨1点，也就是子时，胆是少阳之火，是一个很小的火。阳气在胆经当令的时候，虽然很小，但它的生发力却是最旺盛的。我们说星星之火可以燎原，胆的阳气就是那星星之火，虽然不多，但是它的作用可不小，可以交通"阴阳"。它就像一个交通的枢纽，通达和生发各脏腑的气机，也就是说各脏腑汇聚的精气通过它来生发传导，而后由"心"输布四方。

胆主决断。在我们的思维活动过程中，对事物做出判断的不是头脑，而是胆，它对我们判断事物起着决定的作用。胆可以防御和消除某些精神刺激的不良影响，以维持和控制气血的正常运行，确保脏腑相互之间的协调关系。外界的因素，比如说自然环境、社会因素的变化，或者是剧烈的精神刺激，都会影响脏腑气血的正常活动。胆气豪壮之人，受这些因素的影响程度较轻，恢复较快，做事总是很果断，这叫"气以胆壮，邪不可干"；而胆气虚弱的人，常常会受到精神刺激的不良影响，做事优柔寡断，表现为胆怯易惊、善恐、失眠、多梦等精神情志病症。

胆主决断功能，实际上这是与肝主谋虑相关联的。肝负责思维筹划、比较鉴别、分析推理，但这些都不能付诸实施，只有通过决断，才能作出行为的决定，而胆就是负责决断的。胆气壮实的人，决断果敢而正确。胆气虚馁，不能决断，事终难成。肝的谋虑不能被决断，肝胆就会同时出现疾病，所以胆气的壮与弱，标志着人体正气的盛与衰，也标志着人体抗邪能力的强与弱。

血液中废物容易形成胆石

一旦胆汁被堆积物阻塞严重，体内的胆固醇就会沉淀形成晶体，就会形成大小各异的"石头"，即胆结石。最常见的有胆固醇结石和胆红素结石，前者易形成坚硬如石的物质，而后者多呈泥沙状，多与胆管内入侵的细菌等"脏物"有关。

胆瘀堵的表现非常容易察觉，主要有以下几种表现，大家可以自我对照观察。

第一，口苦。比如说有一些人早晨起床后常会觉得口苦，这是典型的胆瘀症状。为什么会苦呢？胆汁排泄到小肠中，帮助消化食物，如果排泄的通道堵了，那么胆汁不能往下流，胆囊中积累的胆汁多了，流不出去怎么办？就像下水管堵了，水就从上面冒出来了。同样的道理，胆汁也会上逆，我们就会出现口苦的症状。

第二，常叹息。一个人总是唉声叹气，长吁短叹，也是因为胆瘀堵了。胆主生发，主阳气的振奋，当胆被压抑了，气机起不来，人就会通过叹气让气机升上来一点。

第三，疟疾。胆产生疾病最明显的表现就是得疟疾。人得了疟疾，会感觉忽冷忽热，一会儿发烧一会儿冷。这是为什么呢？因为胆主少阳，胆经就叫作足少阳胆经。少阳与太阴接壤，属于阴阳交界之地，胆是阴阳的一个交通枢纽。如果邪气附于胆，邪气出与阳明相争就会有热的表现，邪气入与太阴相争就会有寒的表现，所以得了疟疾的患者就会觉得时寒时热。

第四，脸色灰暗，没有光泽。有些人老给人灰头土脸的感觉，脸色偏黄，没有光泽，像蒙了灰尘，但是怎么洗也洗不干净，而且平时没什么食欲，遇事老犹豫不决。有的人还会在额头两侧长暗红色的痘痘，并且不容易消退，这就是胆出了问题。胆藏胆汁，胆汁是黄绿色的，而且味苦，可以排泄到小肠助消化，主要的工作就是代谢油脂。当胆瘀堵了，胆汁不能正常排泄就会影响消化，没食欲。日子久了，油脂不能正常代谢，附在皮肤表面会出现脸色偏黄，面似有尘，同时额头两侧胆经循行处也会长痘。

如何注意胆部疾病与饮食

许多事实证明，胆部疾病与饮食还有我们日常生活习惯有着密切的关系，也就是说，我们平时生活方式不当造成了胆瘀，形成了疾病。要避免胆部疾病的发生，就要养成良好的生活习惯。

1.少吃高脂肪类的食物。在一些胆囊病症中，大多是因为吃了太多的高脂肪食物而导致的。因而，高脂肪类的食物要少吃，这才是保护胆囊最基本的措施。

2.多吃高纤维的食物，如芹菜、谷物、红薯等。少吃动物内脏、蛋黄等富含胆固醇的食物。

3.喝水消除胆囊结晶体。每天喝8杯水或果菜汁，它会帮助胆囊液化结石，并排出体外。

4.少坐多活动。否则容易引起腹壁松弛，内脏下垂，时间久了会压迫胆管，使胆汁排泄不畅、沉积而形成结石。

5.便前便后都要洗手。肠道感染后，一些肠道细菌、寄生虫就会游走至胆管、胆囊，从而引起结石。

6.坚决不熬夜，凌晨1—3点的胆排毒时间，熟睡中，身体自然就会很好地排毒了。

平时多按摩胆经上的几个穴位，也有利于疏通胆经。比如说阳陵泉，该穴位于人体膝盖斜下方，小腿外侧之腓骨小头稍前凹陷中，按摩此穴可以降肝胆郁结的浊气，散热排湿。阳辅穴，在小腿的外侧，脚外踝关节上方4寸的位置，此穴辅佐胆经气血向上运行，是一个顺气的好穴位。悬钟穴，位于小腿外侧，在外踝尖上3寸，腓骨前缘，此穴可清除肝胆余热，化生正气，肝火旺、口苦的人就可以找它帮忙。光明穴，人体的小腿外侧，当外踝尖上5寸，腓骨前缘，此穴可联络肝胆气血，让气血畅通，心烦、焦虑的人可以经常按摩。

七、肺是宰相，肺瘀则湿浊滋生

肺者，相傅之官

《黄帝内经》说"肺者，相傅之官，治节出焉"，"相傅之官"意思是辅佐君主的官职——相当于封它为"宰相"。由于肺尖接近肩膀，在胸腔、五脏中肺的位置最高，故称"华盖"（华盖是古代皇帝等人打的像伞一样的东西，样子类似荷花池里出水的荷叶）。其主要生理功能有三：一是主气、司呼吸；二是主宣发和肃降；三是主通调水道。

肺主气是肺脏最主要的作用，用我们现代的说法，就是通过肺的呼吸，吸入自然界的清气，呼出体内的浊气，吐故纳新，以维持人体正常的生命活动。

所谓宣发和肃降是把水谷精微之气与吸入的清新空气相结合而变为真气，这种真气聚于胸中而为"宗气"，以贯注心脉，推动心脉的运行，维持肺的呼吸功能。如果肺主气的功能正常，则气机、气血流通，百脉充盈，呼吸均匀，脉象匀和；若肺气不足，不仅会引起呼吸功能减退，而且会影响宗气的生成，因而出现呼吸无力、少气懒言、身倦乏力等病证。

所谓通调，即疏通和调节。古人认为水道是水液运行和排泄的途径，大致相当于我们现在的循环系统和排泄系统。肺脏通调通过两种方式，即"宣发"和"肃降"。"宣发"就是宣散、发散，指肺将一部分水液输布到肌表，再通过汗腺分泌汗液，皮肤、毛发挥发等散发多余的水分；而"肃降"是指肺脏把废浊之水下输膀胱，保持小便通利而排出体外。如果排不出，则可能出现水肿病，在西医的角度就都属于肾脏和泌尿系统疾病了。

在所有器官中，肺的自我保护能力最差，可以说是最受"委屈"的一个器官。吸烟是肺部最大的污染源，正常人的肺是红色的，烟民的肺则完全被熏黑了！尼古丁、二氧化硫等所有吸入的有害物质，都可以成附着在肺上的脏东西，肺肯定是所有器官中最脏的一个！

其次是空气污染。你呼吸的每一口空气都可能将漂浮的颗粒、有害气体带进体内。虽然肺叶上排列的细小纤毛能将一些污染物、细菌清扫出去。但如果长时间处于空气污染的环境中，即使再坚强的肺，也会受不了。此外，人们的衣食住行、四季交替都对肺有影响。如果不注意就可能引起支气管炎、哮喘、肺结核等，严重的还会导致癌变。

检查一下你的肺脏功能

1.皮肤呈锈色，晦暗。中医认为肺管理全身的皮肤，皮肤是否润泽、白皙，都要依靠肺的功能良好。当肺中毒素比较多时，毒素会随着肺的作用沉积到皮肤上，使肤色看起来没有光泽。

2.便秘。中医认为，肺脏和大肠是一套系统，当上面肺脏有毒素时，下面肠道内也会有不正常瘀堵积，就出现了便秘。

3.多愁善感，容易悲伤。毒素在肺，会干扰肺内的气血运行，使得肺脏不能正常舒畅胸中的闷气，被压抑得多愁善感起来。

养肺通肺是健康之本。肺这个宰相在我们身体中的重要性是不言而喻的，肺生了病，比如说肺气虚了，无法履行职责，不能从外界吸入足够的清气，将体内的浊气排出，那么我们身体里的浊气会越积累越多，就像是一间不通风的屋子，那些有害的气体出不去，影响着身体的健康。肺气不足，还会影响宣发和肃降的功能。肺气宣发无力了，气就无法布散于全身和体表，滋养我们的皮毛。大小便也会受到影响，肺气虚就无法通调水道，保证水液的运行并下达于膀胱，通过大小便将体内的瘀毒排出去。水液不运行了，停留在体内，就造成了湿。如果你的"小便数而欠"，就是说老上厕所，但是每次就只尿一点点，这就是肺气虚的征象，是身体在提醒你该调养肺了。

平时应该怎么保护好我们的肺呢？

1.萝卜是肺脏的排毒食品。在中医眼中，大肠和肺的关系最密切，肺排出毒素程度取决于大肠是否通畅，萝卜能帮助大肠排泄宿便，生吃或拌成凉菜都可以。

2.百合提高肺脏抗毒能力。肺脏向来不喜欢燥气，在燥的情况下，容易导致积累毒素。蘑菇、百合有很好的养肺滋阴的功效，可以帮肺脏抗击毒素，食用时，加工时间不要过长，否则百合中的汁液会减少，防毒效果要大打折扣。

3.多吃苹果。美国国立卫生研究院研究表明，经常吃苹果的人咳嗽、生痰的概率比不经常吃的人低33%，这是因为苹果皮中的果胶和抗氧化物能减轻肺部的炎症反应。

4.按压肺脏排毒要穴。有利肺脏的穴位是合谷穴，位置在手背上，第1、2掌骨间，当第2掌骨桡侧的中点处，可以用拇指和食指捏住这个部位，用力按压。

5.排汗解毒。肺管理皮肤，所以痛痛快快地出一身汗，让汗液带走体内的毒素，会让我们的肺清爽起来。除了运动以外，出汗的方法还可以是热水浴，浴前水中加一些生姜和薄荷精油，使汗液分泌得更畅快，排出身体深处的毒素。

6.深呼吸。每次呼吸时，肺内都有残余的废气无法排出，这些废气相对于那些新鲜、富含氧气的空气来讲，也是一种毒素。只需几个深呼吸，就能减少体内废气的残留。

7.阴霾天气少出门。如果要出门最好戴口罩，尽量避开早上这段时间。

8.多喝水，不吸烟。如果经常处于吸烟环境，一定要多喝水，可以加速排出体内有害物质。有数据显示，八成肺癌的成因是烟草，因此建议不要吸烟。

肺脏最强的时间是早7—9点，此时最好能够通过运动排毒。在肺最有力的时候进行慢跑等有氧运动，能强健肺排出毒素的功能。

平时多敲肺经，按摩肺经上的重点穴位，也是保养肺的好办法。中府穴是肺经的要穴，是中气汇集的地方，肺的宣发和肃降的力量都来自中气，按摩此穴可以调补中气。太渊穴是肺经的原穴，它补中气之力最强，经常按摩非常有好处。背部的肺腧穴，肺脏的湿热水汽由此外输膀胱经，轻敲此穴数十下，同时抬手用掌从两侧背部由下至上轻拍，约10分钟，可以达到散发肺之热，畅快胸中之气，健肺养肺的疗效。

肺要和外界沟通，所以肺既有内忧，也有外患。肺常常会受到来自内外的双重侵害，来自外界的侵害主要就是寒气。寒气若没及时排出，侵入体内即会伤肺，所以防止寒气侵入是保证肺健康的重要环节。而来自内部的侵害主要来自肝火,在五行中,肝属木,肺属金,中医叫作"木火刑金",所以说,消解肝火也可养肺。

八、脾是大总管,脾瘀则痰湿四起

仓廪之官

古人因为胃脾以膜相连,合称为"仓廪之官"。这里仓廪就是米库粮仓的意思,"仓廪之官"是负责营养供给的,也就是说,脾胃是人体中主管后勤保障、供养的器官,主要生理功能是主运化和统摄血液。

所谓"运化",是消化、吸收、运输转化的意思。脾主运化的功能包括两个方面,一是运化水谷精微,二是运化水液。作为营养物质的供应站,脾运化精微的功能是,使身体营养充足,满足人体进行正常生理活动的需要,所以古人称"脾为后天之本"。如果脾的这种功能减退,脾失健运,就会引起消化、吸收和运输障碍,出现胃口差、不想吃,或者饭后腹胀、腹泻等症状,久而久之就会全身乏力、消瘦、精神不振。对于体内水液的吸收和运转,脾有促进的作用。当脾气虚或脾阳虚时,水湿运化失调可导致水湿停留,如停留于肌肤会导致水肿,而停留于体腔如胸腔、腹腔则会导致胸水或腹水。因此中医有"诸湿肿满皆属于脾"的说法。

脾主统血,意思就是说,脾能统摄控制周身血液的流行,使之顺着经脉正常运行而不溢出血管之外。在病态时,若脾气虚弱则会出现气不摄血,血失统摄,丧失了统摄之力,血液就会溢出络脉,就会出现尿血、便血、崩漏等多种出血症。这种病理现象称为"脾不统血"。

《黄帝内经》说:"脾者,谏议之官,知周出焉。"什么是"谏议之官"呢?谏,就是规劝的意思,谏官也就是规劝国王改正错误的人。国王有着至高无上的权威,他就算说错话做错事,一般人也不敢指出来,而唯独这个谏官,有权利指出皇帝的过错,敢于直谏泼冷水,向皇帝敲警钟，让其清醒，皇帝就会因此幡然醒悟，悬崖勒马，改正错误，而不至于酿成悲剧。那么看看伺候在皇帝周围的官，哪个敢给皇帝谏言，时时处处提醒他呢？那就是谏言大夫了。那我们为什么不说脾是谏言大夫，而是大总管呢？谏言大夫只是语言上指出皇帝的错误，而脾不仅仅身兼着谏言大夫的职责，还要统管身体的一切大小事务。

既然是大总管，那么身体里最重要的物质之一——血，自然也就在脾的管理范围之内。《黄帝内经》说："人之所有者，血与气耳"，那么血是怎么来的呢？正是由我们吃下去的饮食精微化生而来。脾负责分配、运送这些饮食精微，而且还肩负着统血的功能。"统"是统摄、控制的意思。就像是路上的交警，指挥着交通，让道路畅通，交警不在了，没人管理了，有的司机就会逆行，有的在不能拐弯的路口拐弯了，结果整个交通就会陷入混乱。脾在身体里统摄血不外溢，让血能按照正常的路线循环运转，如果脾出了问题，统摄的功能丧失了，血液就会到处流溢，不按照正常的线路走。比如女性朋友来月经，月经应该是往下流的，可是如果脾统摄血的功能丧失了，血就可能会上溢，从鼻子里流出来了，这叫作经血倒流。如果脾统血的功能减弱，就会造成血虚的现象和容易出血的情形，如便血、皮下出血、子宫出血等，并伴有一些脾虚的症状。

血溢到了脉外，就会成为瘀血。就好像我们熬粥一样，不控制好火候，粥就溢锅了，溢到灶台上，甚至会溢到煤气灶眼里。如果不能及时清理，久了，这溢出来的粥就干硬了，粘在灶台上，堵在煤气灶眼里，很难清理。血也是这样，不受脾统摄的血就好像脱离了组织，孤单单的，就凝结成瘀血了。这些瘀血把经脉都给堵塞了，结果造成正常的血也走不过去，气也滞缓下来了。

脾统血，是人体的免疫器官，本身的疾病较少见，一旦出现问题，人体整体健康都会亮起红灯，因为平时不能忽略保养脾脏。

检查一下你的脾脏功能
1.面部长色斑。长斑的女性通常消化系统能力弱一些。

2.白带过多。脾主管体内排湿,如果湿气过多,超出了脾的能力,就会出现体内湿气过盛,白带增多是其中的一个体现。

3.脂肪堆积。脂肪在中医里另有一个名字:痰湿,是由于脾的消化功能不佳,不能及时把垃圾毒素排出体外而产生的。有效的减肥必须围绕恢复脾胃正常代谢痰湿的主题来做,否则就会反弹。

4.口气明显,唇周长痘或溃疡。口唇周围都属于脾,当脾中的毒素无法排出体外,蓄积的毒素就要找机会从这些地方爆发出来。

三种生活习惯,会让脾出问题

1.饮食不节

古人说:"饮食自倍,肠胃乃伤。"说的就是不可暴饮暴食或过度饥饿,不可偏食,以防脾胃有伤。我们吃进去的食物,是靠胃来消化,而脾胃共同挑选出营养物质来,最后脾再把营养物质运到身体各处。我们吃得太多太好了,胃里就有太多的营养物质,胃吸收了太多的营养,上交给脾的营养也会过多,结果,脾这个大总管肩上的担子就加重了。它每天累死累活地分配这些营养,将它们送到各个器官。如果这些器官消耗不了这些营养,脾是比较会持家的,胃给它的东西,它不舍得丢,但是身体的器官又用不完这些营养,怎么办呢?脾只能把它们存起来,结果越存越多。身体就这么大点地方,能存多少呢?存在肌肉里,就变成了脂肪,存在血管里,就堵塞血管,最后各个器官里、通道里都堆满了营养物质。日久天长,再好的营养也会腐烂变质啊,结果营养就变成了又黏又稠的痰湿,在体内到处都是。脾也委屈啊,费这么大劲搬运的营养都变成了痰湿,这些痰湿堵在道路上,挡住了它的去路,结果脾也罢工了,痰湿就更盛了,这便是中医所说的"脾生痰湿"。

常吃生冷、寒凉食物,如梨、香蕉、螺蛳、蚌肉、螃蟹等,经常服用寒凉药物如板蓝根、黄连等也可导致脾虚。过量食用辛辣刺激食物,如辣椒、生葱、大蒜,过量饮酒,可使脾胃化热生火,积热于肠胃,也会使脾胃失和而诱发脾虚。

2.思虑过多

《素问·举痛论》中说："思则心有所存，神有所归，正气留而不行，故气结矣。"这就是说，过度的思考、思虑，就会使脾气郁结。现在这个社会竞争太激烈，我们每天都在不停地心虑，怎么赚更多的钱，怎么才能升职加薪，考试怎么才能取得好成绩，怎么才能和同事、家人相处得更加融洽，结果，我们思虑过多，纠结在其中，甚至钻牛角尖，气就会凝聚在某一处停滞不行，或者是运行缓慢了。我们的脾总管负责分配营养物质，脾气缓了或者停滞了，也就是消极怠工或者罢工了，它就不能去分配营养，任务就不能按时完成，结果，那些营养精微在胃里不能被运化出来，胃也会因此而出毛病。脾胃都出了问题，对我们身体的伤害是巨大的。过思伤脾，还会导致津液不运而凝成痰，结果痰气交阻，使血液的运行也受到阻碍，停滞在了某处，我们就会产生痛感，而且还常会看到有肿胀包块。

3.劳倦过度

张景岳说"劳倦最能伤脾"，指的是身体和精神上的过度劳累都会损伤脾气，脾气虚，则气血生化无源、肢体失养，出现神疲乏力等中气不足的症状。

我们工作繁忙时，作息没有规律，不注意劳逸结合，身心过于劳累，就会造成脾出问题。身体过于疲劳，各个器官都超负荷运转，就像一辆汽车，总是一刻不停地开，汽车所有的零件都因使用过度而发热、磨损，这辆车的寿命自然就会缩短了。我们的身体也是如此，身体一劳累，就会造成免疫力低下，内分泌失调，疾病和衰老就不期而至。我们看那些每天劳动的农民，总是显得比实际的年龄要苍老很多，就是因为每日过于辛苦劳倦，休息时间太少。

《金匮要略·脏腑经络先后病》记载："四季脾旺不受邪。"实际上免疫功能和内分泌功能失调都与脾虚有密切关系。脾在一年四季中对抗御外邪起着重要作用，即现代医学所谓的免疫功能。脾主运化，脾虚了，运化失调了，人体经络中的废水不易流动，心包容易产生积液，使得心脏的能力不足。心脏是人体血液的泵，当泵的扬程不足时，整个身体的活力都会降低，自然废物就无法排出了。这实际上也就是我们说的内分泌失调。

如何健脾理气，打扫脾脏中的垃圾？

1、吃酸助脾脏排毒。例如乌梅、醋，这是用来化解食物中毒素的最佳食品，可以增强肠胃的消化功能，使食物中的毒素在最短的时间内排出体外。同时酸味食物还具有健脾的功效，可以很好地起到"抗毒食品"的功效。

2、按压脾脏排毒要穴。这是指商丘穴，位置在内踝前下方的凹陷中，用手指按揉该穴位，保持酸重感即可，每次3分钟左右，两脚交替做。

3、饭后走一走。运动可以帮助脾胃消化，加快毒素排出的速度，不过需要长期坚持，效果才会更好。

餐后是最容易产生毒素的时刻，食物如果不能及时的消化或是吸收，毒素就会积累很多。除了饭后走一走，因为甘味健脾，还可以在吃完饭1小时吃一个水果，帮助健脾、排毒。

敲脾经也是健脾的好方法。每天敲脾经10分钟左右，然后按压商丘穴，这是脾脏的排毒要穴。太白穴是脾经的原穴，每次按揉10分钟左右，保持酸重感即可。按摩这些穴位可以健脾化湿、理气和胃。

九、肾是大力士，肾瘀则衰老先至

肾是先天之本

在中医里面，肾有"先天之本"之称，为人体生命之根。古人封肾为作强之官，这里作强的"作"指工作，"强"指其负荷能力。"作强"有承重耐劳、坚忍有力之意，以此形容肾脏在人体生理活动中所扮演的重要角色。按我们现在的看法，肾脏是个吃苦耐劳的好公仆，为人民做牛做马，什么脏活累活都自己干。

肾脏的主要生理功能是藏精，主生殖与生长发育，主水，主纳气，生髓、主骨。肾主藏精，"精"可不单单是我们现代人所想象的男性精子，中医里面精包括先天生殖之精和后天水谷之精微，分别是生育繁殖的根本和维持生命的营养物质。肾把两种精都贮藏起来，成为人体生长、发育、生殖之源。

主骨生髓，通于脑。因为脊髓上通于脑（这一点和西医非常吻合），中医称"脑为髓之海"。中医认为精能生髓，而肾主藏精，所以不管脑髓、骨髓，都有赖于肾精。只有肾精充足才能脑海丰盛，于是思路敏捷，记忆力强，听觉灵敏，智慧绝伦，骨髓生发才有源，骨骼才能得到骨髓的滋养而发育健壮；反之，骨骼就会软弱无力。此外，《灵枢·脉度篇》说："肾气通于耳，肾和则耳能闻五音矣。"如果肾精不足，则将出现耳鸣、听力减退等病证，像我们常见的，老年人之所以多有耳聋失聪等毛病，也往往是由于肾精衰少的缘故。

肾主水，主要是指它在调节体内水液平衡方面起着极为重要的作用。一般认为，如果肾阴不足，小便则多，常见于尿崩症、糖尿病等，治疗时应滋补肾阴。如肾阳不足，小便则少，多出现浮肿等证，治疗时应以温补肾阳为主。

肾主纳气是指肾有助肺吸气和降气的功能。中医认为，呼吸既有赖于肺的肃降，又有赖于肾在下焦起摄纳的作用。只有肾气充足，肺得其资助，才能气道通畅，呼吸均匀；如果气虚而不能纳气时，就会动则气短，呼多吸少，上气不接下气。像我们日常生活中较常见的吸气困难的喘息病，就称之为"肾不纳气"，需要用补肾纳气的方法治疗。

肾脏的主要功能是排泄和内分泌。一旦肾功能出现问题，会导致排水不畅，毒素出不来，这时多余的水分和积蓄下来的毒素对全身健康都有影响，产生相应症状，叫作尿毒症，表现为恶心呕吐、心慌憋气等，甚至有生命危险。

在我们的身体中，肾就是一个大力士，我们身体所有的力气都是从肾里来的。肾是强者，是"先天之本""生命之源"，人们常说"能者多劳"，肾很强大，所以它在身体中也承担了很多责任。肾藏精，主生长、发育，主生殖，主水液，主纳气，跟人的骨骼、血液、皮肤乃至牙齿、耳朵都有很大的关系。可想而知，身兼多职的肾必须是强大的、灵敏的，肾要出了问题，那么我们整个身体都会出问题。

肾还影响着我们的排泄，大小便都与肾有关。可能有朋友会问了，小便不是膀胱来管的吗？和肾有什么关系？

如果我们把膀胱比喻成垃圾站，那么肾气就是垃圾工人了。垃圾放在垃圾站里，不会自己就清理掉，这时就需要垃圾工人在那开动机器，帮助处理垃圾，工人人手足够，并且努力工作，当天的垃圾就能清理干净，工人人手不足，或者消极怠工，那垃圾就会堆积，产生恶臭。肾就扮演着垃圾工人的角色，帮助膀胱排泄小便。有好多人，尤其是老年人，半天解不出小便来，解大便也非常费劲，经常便秘，这就是肾气不足引起的，气血推动，你的大小便才能出来。我们说气血循环，都会重新归到脚上，这就完成了一个全身大循环的过程，你肾气不足了，气血不往下走，循环到一半，又回来了，所以大便就出不来，小便也不畅了，甚至严重的会导致尿失禁。这些都是肾气不足的表现。

检查一下你的肾脏功能如何

1.月经量少，或经期短，颜色暗。月经的产生和消失，都是肾功能是否旺盛的表现，如果肾脏中有很多毒素，经血就会减少。

2.水肿。肾脏管理体内的液体运行，肾脏堆积毒素后，排出多余液体的能力降低，就出现了水肿。

3.下颌长痘。脸部下颌部位由肾管辖，肾的排毒不足，多余的毒素会表现在下颌部位。

4.容易疲倦。身体内的毒素消耗了肾的能量，肾脏提供的能量减少，于是出现体倦，神疲思睡，四肢无力。

伤肾的具体原因

为保护好肾脏，首先要对以下"伤肾"因素一定要引起警觉。

1.滥用镇痛药

长期服用或大剂量服用一些消炎镇痛药物,如去痛片、消炎痛、扑热息痛、阿司匹林等,容易引起肾损害。肾损害可表现为:乏力、口干舌燥、食欲不振、尿频、尿急、尿痛,甚至出现血尿和无菌性脓尿,并伴有关节痛等症状。有的直接会引起急性肾炎或肾小球坏死等肾病综合征,重者会导致肾功能衰竭而死亡。

2.过量服用某些中草药

能够造成"伤肾"结果的中草药有:雷公藤、关木通、牵牛子、苍耳子、罂粟壳、生草乌、使君子、青木香、广防己等。其中雷公藤导致的肾损害最大,其次是关木通。关木通伤肾的原因是含有肾毒性物质马兜铃酸。

3.暴饮暴食

摄入的食物最终都会产生废物——尿酸及尿素氮等。这些废物大多经过肾脏排出,饮食无度无疑会增加肾脏的负担。

4.经常憋尿

有些人因工作忙而长时间憋尿。医院的专家提醒男性朋友,尿液在膀胱里太久很容易繁殖细菌,细菌会经输尿管逆行到肾,导致尿路感染和肾盂肾炎。这类感染一旦反复发作,能引发慢性感染,不易治愈。患者不仅会出现腰酸背痛、尿频尿急等症状,还可能发展成为急性尿毒症。

5.饮水过少

如果长时间不喝水,尿量就会减少,尿液中携带的废物和毒素的浓度就会增加。临床常见的肾结石、肾积水等都和长时间不喝水密切相关。

6.过度喝饮料

软饮料和运动饮料的过度摄取会间接损伤肾。人体内的酸碱度为7.2,这些饮料普遍为高度酸性,饮用后体内酸碱度明显改变。肾脏是调节人体内酸碱度的主要器官,长期过度摄取软饮料及运动饮料,会给肾脏带来负担,增加肾脏损伤的概率。

7.吃过于松软的面包

面包和糕点中有一种食品添加剂——溴酸钾，它能赋予烤制食品所必需的面筋强度及弹性，吃起来口感松软，但过量食用会损害人的中枢神经、血液及肾脏。

8.酒后喝浓茶

有的人认为，酒后喝浓茶能解酒，其实这非但无效，还会伤肾。医院的专家表示，茶叶中的茶碱可以较快地影响肾脏而发挥利尿作用，此时酒精尚未来得及再分解便从肾脏排出，使肾脏受到大量乙醇的刺激，从而损伤肾功能。

9.饮食太咸

饮食偏咸，尤其是某些零食盐分含量过高，例如吃炸薯片、方便面等会让人不知不觉吸收过量的盐分，导致血压升高，肾脏血液不能维持正常流量，从而诱发肾病。

10.情志过度

七情事关五脏，而肾最怕的就是恐惧。肾是一个强者，一般情况下，它都是一马当先地冲在前面，当它被恐惧伤到了，肾气就不固了，会陷下去。我们常说"被吓得屁滚尿流"，说的就是肾气下陷，导致大小便失禁。现在人喜欢挑战极限，玩心跳，寻找刺激，比如说玩过山车，看恐怖片等等，这些都会伤到肾。

11.纵欲过度

我们一说肾虚，可能大部分人立刻就会联想到性能力。事实上，肾虚并不等同于性能力低下，但是，肾对性能力是有影响的。如果对性生活不加节制，就很容易耗伤肾精，肾精出得太多，元阳亏损而导致肾虚，就会出现腰膝酸软，头晕目眩，耳鸣，精神不振，男子遗精、早泄、阳痿，女子月经不调等症状。

12.瘀毒犯肾

瘀毒实际上就是体内的湿热疫毒、瘀血湿浊、淋浊结石之类的物质，这些东西会破坏人体的肾脏，是引起肾虚的重要原因。补肾很关键，小心变补成瘀。

如何补肾，补什么

肾是我们身体健康的保障，人体衰老与寿命的长短在很大程度上取决于肾气的强弱。《黄帝内经》指出："精者，生之本也。"古往今来的医家都认为，肾虚正是人们患病、衰老的主要原因之一。所以，如果我们能有效地补肾，及时排出瘀毒，就可以延缓衰老，预防疾病。

肾为五脏之本，补肾就是补根。但是如何补肾，补什么，很多人都不清楚，往往还会陷入很多误区。

有些人认为，补肾就是壮阳。一说补肾，立刻联想到市面上琳琅满目的鹿茸、虎鞭等壮阳药。其实补肾和壮阳有很大的区别。肾阳指肾脏的阳气，有温养脏腑的作用，为人体阳气的根本。肾阳与肾阴相互依存，两者结合，以维持人体的生理功能和生命活动。男性阳痿早泄等性功能健康问题与肾阳虚有一定的关系，因此，所谓的壮阳药实际是针对中医理论的肾阳虚来补的。但是，中医里的"补肾壮阳"是为了提高人体抵抗疾病的能力，男女皆可以补肾壮阳，而不仅仅是为了增强男性的性能力。

有些人一发现自己肾亏，各种补药就上阵了，恨不得一夜间就补成个胖子。这种急功近利的补法，对身体是有伤害的。肾虚、肾亏的发生，都是一个逐渐积累的过程，冰冻三尺非一日之寒，你的肾气不是一夜之间亏空的，所以也不可能在短时间内补回来，任何短、平、快的补肾方法都是无益的。

还有些人盲目补肾，自己的肾气本来很充盈，也"未雨绸缪"，大量进补。我们说肾藏精，是主藏的。我们吃下去的精华物质，它会把它们封藏。肾没有我们想象中那么聪明，它不知道什么该藏什么不该藏，只要是它认为对身体有用的就藏起来。而我们补肾时吃的药里，一般都带有阴黏之性的成分，如果要想化掉这些黏滞之性的药，就需要多带出一份肾精，需要更多的元气来化它所藏的这些东西，这样肾无形中就受到了损伤。而如果肾没办法化掉这些黏滞的药，它们就会瘀积在身体里，阻碍气血的运行。

所以说，光补不行，还要知道怎么合理科学地去补。现代社会中环境污染、生活节奏加快、蔬菜瓜果的农药残留、压力过大及饮食肥厚等等因素，都会给肾脏带来瘀毒负担，导致。肾脏的排毒功能下降，久而久之肾堆积的瘀毒越来越多。我们如果不先清除这些瘀毒，光去补，再好的药也补不进去。就像一块沾满油污的海绵，无论怎么补，也难以吸收。

《黄帝内经》中说："阴平阳秘，精神乃治。"中医认为肾虚的治疗依赖于补（补肾虚）、泻（泻肾浊），以达到阴阳平衡。所以说，要想肾能够获得这些补进去的营养物质，就要先泻肾浊，使肾脏通畅，还要使经脉通畅，道路通畅了，气血才能把这些精华物质运到肾里。若路上堵车了，气血过不去，补药的精华无法送达肾脏，就变成了废物，反而会造成人体的负担。

补肾，还要分清楚阴阳。任何事物都分为阴阳两个方面，肾也有肾阴和肾阳之分，而肾虚也被分为肾阴虚和肾阳虚。肾阳虚的人腰膝酸软、四肢乏力，会出现怕冷、面色虚白、畏寒怕冷、手脚冰凉、小便清长、大便稀薄等症状。肾阴虚的症状就更多一些了，腰酸腿软、口干、烦躁、手心发热以及爱出汗。如果不分清楚到底是肾阴虚还是肾阳虚，胡乱进补，就会造成严重后果。比如说，肾阴虚时，我们的火就容易旺，阴虚火旺，如果这时再使用那些温热的壮阳药物，等于是火上浇油；反过来说，而如果是肾阳虚，怕冷，错误地服用肾阴虚的滋阴药，等于是雪上加霜，补反而成了害。所以，补肾要查明原因，分型进补。

补肾其实可以从日常生活中下手。生活中可以多吃些山药、栗子等食物，这些食物有益肾填精、补肾壮腰之功效。少吃生冷油腻的食物，也不宜食用辛辣的食物。平时可以经常活动腰部，使腰部的气血顺畅，以补肾气。还可用手指按摩腰部，有补肾纳气之效。晚上泡脚时，可以按揉脚掌心处的涌泉穴，这是浊气下降的地方，按揉此穴可以让肾浊下降。同时，还要注重适当运动，健肾强身。运动可以养筋健骨、舒筋活络、畅通血脉、增强自身抵抗力，散步、慢跑、做健身都是很好的运动方式，只要持之以恒，定能达到清肾瘀，养肾精，通肾气之健肾强体的目的。

第五章

身体通,才是健康快乐的基础

一、尽早发现你的身体有瘀和堵

切莫小视瘀堵对健康的危害

你知道瘀堵对健康的危害吗？我告诉你，瘀堵发展到一定程度，后果很严重。不妨假设一下。瘀堵在脑，那就是中风；瘀堵在心，那就是心梗；瘀堵在肝，易怒；瘀堵在肾，易肿；瘀堵在腿，静脉曲张；瘀堵在皮肤，青筋斑点，等等，凡有瘀堵的地方，都会出现症候，然后致病，危害健康。这些应该都是常见的疾病，你说是不是？

那么，怎样发现身体有瘀堵呢？

是的。早发现早预防，不至于到了不可收拾的地步，再焦急已无济于事。其实，中医对身体瘀堵的发现有很高的造诣。不妨也来一个举例说明。比如疼痛，中医有句大道至简的话，叫作"通则不痛，不通则痛"。再比如肿块，其实是气血在这里滞留瘀堵的结果。还有出血，也是瘀堵所致，堵在这里堆积，造成血管破裂。有人嘴唇指甲紫绀，舌苔呈青紫色，也提示身体有了瘀堵。我在昨天辨证的干眼症，说白了也是一种瘀堵。甚至，胃溃疡，胃出血，也是瘀堵的结果。所以，我提醒你要注意身体的变化，有了类似症状就要及早进行微调加以消除才好。这叫防微杜渐，把疾病消灭在萌芽状态。

你应该知道，瘀堵其实是气滞血瘀造成的。气为血之帅，血为气之母。气推动血运动，血带着气跑遍全身。气血畅通，无病无灾；气滞血瘀，肯定有害，气血堵在哪里，哪里就显病态，小则疼痛，大则肿瘤，严重的危及生命。我劝你学一点活血化瘀的养生方法，无瘀堵防瘀堵，有瘀堵去瘀堵，在身体里像交通保畅一样保证气血畅通才好。

你的身体有瘀和堵吗

判断瘀和堵的重要意义：判断瘀和堵，其实就是自我诊断；处理瘀和堵，其实就是自我调理。再具体通俗地说，就是如何进行自诊自疗。奥妙理疗的"自诊自疗"分为两大步骤：首先判断大循环状况，就是身体目前处于的状态，是正常还是有小隐患还是有大毛病。判断大循环就像给身体一个综合评估，然后再根据各自异常来缩小查找范围。判断和调理小循环就是查找具体问题，透过现象看本质，结合身体的各种异常表现来判断、分析身体内部的情况，锁定调理目标和优选调理办法。

首先明确瘀和堵的概念：

血管分为三类：一是动脉血管；二是静脉血管；三是微血管（毛细血管）。毛细血管是连于动脉和静脉之间的互相连接的丝网，毛细血管数量很大遍布全身，壁薄，管径较小，血流很慢，通透性大，其功能是利于血液与组织之间进行物质交换。为了便于理解和想象，毛细血管在身体里之多之重要，与其说人体是"血肉相连"不如说是"血丝相连"。毛细血管很细，是头发丝的二十分之一，我们所说的"瘀"，主要就是指毛细血管让血液里的垃圾给占满了，不能进行物质交换了，这是我们说的第一个"瘀"；动脉血管和静脉血管里的垃圾黏附于血管壁，我们也叫"瘀"，这是第二个"瘀"。当慢慢把某一段血管彻底"瘀死"了，就是我们说的"堵"。所以有的情况不好具体分辨清楚，也有二者交叉的情况，在不影响我们判断和调理的情况下，有时候也就不分得这么具体。

怎样判断大循环？

所谓大循环，主要是指血液从心脏出来在全身转一圈再流回心脏，也就是先看动脉血管和静脉血管的流动情况。所以判断大循环很简单，只要从几个方面判断正常就可以了。具体办法就是一感；二看。一感就是凭自己的感觉：没有不舒服的感觉，说明身体没有问题；二看就是看血压看心率，如果血压和心率正常就说明大循环畅通。血液大循环分成头、胳膊、中间、腿等几个大部位（大血管），然后分成若干"枝"（中血管），然后再分成众多"杈"（小血管），最后是微循环（毛细血管）。总压力（心脏泵力）是小循环血压之和，这是我们解决所有问题的纲领性定理，大家一定要先明白这个原理，然后再判断和调理小循环（各种故障）就得心应手了。

怎样判断小循环？

身体里面的小循环是很多的，我们也没办法一一说清，也没必要说清。我们这里所说的小循环，就是出现故障的小循环，也就是根据各种症状判断哪个"小循环"有了瘀和堵。判断（调理）小循环的具体办法分四步：一感、二看、三摸、四刮、五拔。

感觉：酸、麻（木）、肿（胀）、疼（痛）、热、冷（凉）等，某个部位出现了这些感觉，说明这个部位瘀和堵的性质：酸说明供血变慢。一是血压流动速度慢（心率慢）；二是酸的部位有"瘀"以及前方来路有"堵"，解决的办法是先在酸的部位刮痧温灸或拔罐温灸，效果不明显就再来路上找堵点。麻是临时性或间隔性，像坐久了腿发麻，但经常麻就说明某个区域瘀了，木就是彻底瘀死了或一段之内堵死了（栓塞）。解决的办法也是先在麻的地方刮痧温灸或拔罐温灸，严重的清瘀，但"木"的疏通一定在回路的前头为起点（先给后面的瘀、堵开路）。肿（胀），肿多是某个部位瘀了，胀是某一段堵了。肿的部位直接拔罐温灸，严重清瘀。胀也是要在回路的前头开路。一般情况肿和胀交叉存在，所以也要交叉处理。热，就是后面有堵，向后方查找堵点开路。冷（凉），就是前方瘀堵，向前方查找堵点开路。

查看：主要是看身体局部变异。局部肥（肌肉松软），像老年人（肥胖的明显）在胳膊和前胸等部位形成"夺拉肉"，说明前方堵了（自己吃自己）。这种情况主要原因是年老供血差，原理和办法参考"寿命长短取决瘀堵"。局部胖（肌肉饱满），原理和办法参考"肥胖不同减法不同"。局部瘦，主要是局部萎缩，像半身不遂，不灵便的一边就会萎缩，糖尿病一条腿萎缩，就是因为前方堵了（饿的）。这种情况，一是在前端查找堵点打通，原理和办法参考"高血压自诊自疗"和"糖尿病自诊自疗"等文章；二是经常按摩、刮痧温灸、拔罐温灸萎缩部位，疏通是一方面，更主要的是经常刺激这个部位可以起到"求血"的效果。局部缺肉，这种情况多发生在后背（中间脊柱）的两个部位：

一是"驼背"的部位；二是"弓腰"的部位，由于习惯姿势导致脊椎轻微变形或挤、压造成堵，血液供应减少。有的下身有肉丰满，上身光看到几个骨节，没有肉的地方一般温度较低甚至摸着凉。有的上身有肉，下身只有几个骨节，这种情况严重的连屁股也凉。这是我们经常说的"粘连"的一种，叫"肌骨粘连"。打开这种粘连的办法，主要是沿脊柱两侧从上向下刮痧温灸"引血"，能拔住小罐的再配合拔罐温灸。局部毛孔粗大（重者中间有黑尖头，像要长出黑头发），说明这个部位瘀了，还可能相对应的器官内有瘀和堵（结合感觉和查体结果证实），面积小轻微者，几次刮痧和温灸就会解决，面积大点较重者再配合几次拔罐温灸，再严重者要参考各个器官故障调理的文章解决。局部增生，所谓"增生"就是不该长而长出来的（多出来的），像后脑勺横沟、竖沟，大椎穴高出一个陀，血海穴部位鼓起一个"小山包"，这种情况先是瘀，就是"回不去"的垃圾，动脉今天拱出一点明天拱出一点，时间长了就形成这种情况。如果后期摸着再僵硬，就是"增生加粘连"。这种情况是先按摩或者刮痧或者走罐，先把增生散开再清瘀排掉。局部黑点（鱼鳞斑），很均匀地散布在某个部位，一般多在小腿和胳膊容易受风寒的部位，特别是爱穿裙子的女士小腿特别明显，严重者小腿还会有"鱼鳞斑"。这种情况就是"寒瘀"结果，胳膊越向上，腿上到大腿，越靠近身体内里说明寒瘀得越严重。这种情况轻微的可以刮痧温灸和拔罐温灸，严重者参考"利用拍痧器查找瘀堵"处理。局部青筋，就是毛细血管堵死了，多在手腕部位到胳膊肘，鬓角处，腿上就是静脉曲张。原理和办法参考"人老为什么脚先衰？"。局部有痣，鼓出皮肤的，不是出生带的那种平的，说明对应的器官内部瘀堵严重。局部过敏，说明垃圾聚集过多，刮痧拔罐导出瘀积或清瘀即可解决。局部脓包，说明内毒外拱，原理和办法就是清瘀排毒，原理和办法参考"斑痘理疗"。

三摸：摸脉搏、摸肌肉、摸皮肤。摸脉搏主要就是摸动脉压力形成的搏动力度，以脖子（喉结处）为参考，主要摸胳膊"号脉处"、太阳穴搏动处、耳门搏动处、脚脖搏动处（里侧大骨节后凹处）。哪里搏动弱说明那条"线路"堵了。再结合本文其他办法确定目标和解决办法。摸肌肉主要是摸弹性，肌肉应该软不硬，丰满有弹性。如果用手捏不动（肌肉多的地方捏不起来），用手推不动或者费劲，就是我们说的僵硬。僵硬一般是瘀，轻度多用走罐加温灸解决。如果像肩膀中间（肩井穴部位）明显高出一些，就是增生加粘连，就要拔罐散开再清瘀。面积大加皮糙肉厚者，多在后背上部，多用闪火罐解决。摸皮肤主要是摸温度和肿大。哪里温度低或者明显凉，说明来路堵了。像扁桃体肿大、脖子两侧肿大等都是因为具备小循环不通畅造成垃圾外拱，直接清瘀拔罐是最快的办法，也可以采用通宝液贴灸的办法。

刮痧：刮痧时"挡板"，一般有5种情况：

1.一般刮痧走得挺顺畅，突然感觉"吃力"，这种情况多是"肌肉粘连"或"皮糙肉厚"。

2.在手腕或肘部，会听到明显的"咯咯"声响，说明前方堵了，内部缺血滋养。解决的办法，一是经常刮揉"求血"，二是在来路找堵点"引血"。

3.肌肉内有"零散"的小疙瘩，就是所说的脂肪粒，多是因为瘀血钙化造成，经常按、搓揉会减轻，但疏通清理是上策。

4.在上臂三焦经会有"条索"状粘连，这叫"肌肉粘连"，解决的办法就是多刮揉，或者走罐，散开后清瘀。同样的情况会在后背"膏肓穴"部位，配合大拇指按揉会更明显，心脏病此处多有这种情况。

5.在肘部（上沿）三焦经和上臂心包经会有"颗粒"状增生，这种情况配合拍痧再清瘀效果快。

拔罐：多数症状在"拔罐心得体会"里已经探讨了，这里只再介绍两个重点：一是毛孔不明显，而拔罐后相邻的两个罐明显差别很大，这是一个细心判断瘀堵程度的办法；二是罐斑明显不均匀（深浅不一），一般边上颜色较重，说明这个部位皮肤僵硬（或肉厚），内里瘀堵严重，多是器官重症，解决的原理和办法参考各种病症。

二、告诉你直观地判断身体瘀、堵的程度

如何能直观地判断身体瘀、堵的程度呢？

人衰老的过程就是经络逐渐堵塞的过程，如何能直观地判断身体瘀、堵的程度呢？

每个人的身体都有七万多条经脉，而每天都会有一些经脉死亡，当所有经脉都死后，人的生命也就随之终止。所有中医治病虽然方法有无数种，但都是以经络调理为核心。

我们的健康，取决于各个系统（组织和器官）的工作质量。而我们的寿命呢？则取决于各个系统的使用寿命，而它们的使用寿命则取决于它们的衰老速度！

一个木桶能装多少水，取决于最矮的那个木板之长短。而一个人的寿命，则取决于最早报废的那个系统。一个肝癌患者40多岁就死了，是因为他的肝脏报废了，尽管其他系统还好好的。一个高血压患者30多岁脑血栓死了，是因为他的大脑报废了，尽管其他系统好好的。

所以，我们要想健康长寿，就要关照好身体的每个系统。而影响系统衰老速度的根本原因是什么呢？就是在于微循环的瘀、堵程度和速度。也就是说，人的寿命取决于微循环。

有人为什么会早死呢？就是说，最早报废的系统，为什么会出现问题呢？就是因为"局部微循环"出现了问题，关于这个道理和解决局部微循环的问题，将在各个部位调理的文章中一一探讨。

人为什么到"七老八十"就会老死？人越老，行动越迟缓，都会有这样的感觉，越来越没劲了，走不动了。到底什么原因呢？就是因为微循环。

微循环都是处于身体的外端和远端，这些地方先形成瘀、堵，慢慢再向里蔓延，一般是每年瘀、堵百分之一。人到了五十岁的时候，微循环瘀堵大概达到50%（一半以上），这时候人体开始走向快速衰老。而到了七八十岁的时候，微循环瘀堵到70%～80%，基本只有人体的中间

部位循环畅通，四肢和远端的微循环都基本不行了，人的生命也就快到了尽头了。

为什么有人能活一百多岁？因为他们的微循环能够保持畅通，为什么现在很多人"未老先衰"？是因为他们虽然年青，但微循环瘀堵得却很严重了。这不是凭空想象，我们每个人都可以根据自己的健康状况，再和下面的瘀堵级别对比，大家就会判断自己大概的未来。

那么，瘀堵会有什么感觉呢？或者说，我们怎么知道自己有没有瘀堵呢？瘀堵首先会有疼痛。疼痛是好事还是坏事？经络或者血液循环出现问题，所表现出来的最典型症状就是疼痛，所谓"痛则不通、通则不痛"。

很多人最害怕的也是疼痛，很多人最急于治疗的还是疼痛。因为疼痛让人活动困难，疼痛让人吃饭困难，疼痛让人入睡困难。但是，有一点也许大家不明白，我们身体一旦有问题，我们怕的不是疼，而怕的是不疼。疼是好事，说明血液循环还没彻底堵死，身体在产生自救，在冲击"瘀堵"。而一旦堵死了，你就感觉不到疼了，这样反而坏了大事。就像很多人有静脉曲张，我们能够清清楚楚看到一条条血管都被堵死了，可有人感觉到疼吗？

也许很多人没注意过，静脉曲张只是在早期才会有疼痛的感觉，到后期彻底堵死就感觉不到疼痛了。血管都被堵死了，我们就感觉不到疼痛了，随之而来的是麻、木、凉，这才是更严重的后果。

所以在这里，我们一定要明白一个道理，如果我们对付疼痛的办法用的是止疼药，千万不要认为以后不疼了就是好事。只有把经络彻底打通了，才是解决疼痛的最根本办法。因为不仅仅是解决疼痛的问题，而是消除隐患的问题。

血液循环最容易在哪里瘀堵呢？

关节和毛细血管。关节处有很多内通外联的缝隙，中医叫穴位，是外邪侵入和内邪外排的"突破口"，大家注意一下就明白了，身体的穴位在关节处最多。所以大家千万别轻视或忽视关节的异常，这个报警信号最重要，通过拔罐加温灸是向外"祛邪"的最快最有效的办法。毛细血管都是在微循环上，关节也多是毛细血管，因为一般大、中血管不会堵。

事实上，我们每个人的微循环的瘀堵都会存在，而且都在伴随着年龄的增加而增加。虽然在身体内，我们看不到，但我们能感觉到，人越老行动越迟缓，这就是因为年老"血脉不活"的表现。就像刚才提到的"静脉曲张"，这是我们能够看得到的，而我们身体内看不到的呢？

如何能直观地判断身体瘀、堵的程度呢？

还有一个"窗口"可以帮助我们——就是"舌下静脉血管"，中医称为"舌下络脉"。现在中医已经形成"络脉"学说，成立了"络脉"学会。舌下络脉的病理变化，主要表现于色泽和形态两方面。

舌脉色青紫，其形粗长或怒张，提示气滞血瘀，或痰瘀互结；其色淡紫，脉形粗大或怒张，提示寒邪凝滞或气虚血瘀；其色紫红，脉形怒张，提示热壅血滞，其色淡红或浅蓝色，脉形细小，提示正气虚弱。

三种瘀毒导致一切疾病，教你自查潜在瘀毒

中医有这样的说法：万病皆生于瘀；人衰老的过程就是经络不断瘀堵的过程。可见，身体里的瘀毒与人的疾病和衰老关系很大。医圣张仲景在《伤寒论》中将身体的瘀毒主要分为三大类：瘀血、水湿和食瘀。理论上这三种瘀皆可导致人体的一切疾病。

三种瘀毒导致一切疾病，教你自查潜在瘀毒。

理论上这三种瘀皆可导致人体的一切疾病。从概率上来讲，瘀血和呼吸皮肤类顽疾（比如哮喘、牛皮癣），抑郁类疾病，肝硬化癌瘤类疾病，妇科疾病的关联很大；水湿和脾胃肾脏的功能，肌肉类疾病，眼科脑科（比如黄斑病、美尼尔综合征、神经类怪病）的关联很大；食瘀和心血管疾病、胆囊胰脏疾病、疮疔痈脓类疾病的关联很大。医院对于疾病的检查相对是比较滞后的，只能查出已经形成的疾病，而且往往在中晚期才能确诊。从有瘀毒到演化成某种疾病是一个漫长的过程，如果能自己找出身体的潜在瘀毒，防患于未然，就能大大减少疾病发生的可能。

三种瘀毒如何自诊？

1.食积

首先说食积：我们走在街上观察，常发现一个情况，很多人的皮肤都很粗糙，脸上横肉多，同时又很多油，太阳一照都发亮，曾经这种情况中年人比较常见，如今青年人也开始多起来了，这就属于食积。再比如说，口臭、便秘、睡觉打鼾、屁多便臭这些情况，也可能是食积。还有很多人，吃完午饭马上就犯困，这是明显的食积。为何会出现这么多食瘀呢？

这无非是享乐主义的兴盛造成的结果，尤其是"吃"的文化，现在呈现一种全社会亢奋的追逐趋势，好像我们已经不是为了活着而吃，而是为了吃而活着，商家也抓住机遇，大肆宣扬"吃货无罪"等言论，造成了我们对于食物的心态也狂热起来，这种思潮在青年人中成了主流，所以青年人中积食的情况也愈加增多。中年人从来就是食瘀的主力，他们有的经历过食物匮乏时期，对食物很偏执，而且大都有一些错误的健康观念，比如说能吃就是健康，比如说不健康就是缺营养，连得了高血压、糖尿病这样的富养性疾病都还敢去进补。

2.水湿

下面我们说水湿。我们还是先从面相开始说起，水湿重的人往往五官浮肿，四肢也浮肿。当今最常见的水湿症状就是"宅"，不想动不想说话，坐在电脑前一连几小时，连渴了饿了想上厕所都懒得动一动，宁愿忍着，这便是明显的湿证了。还有舌白淡胖嫩、舌边有齿痕、小便不利、黄疸、心下满闷等，都是湿证的表现，再比如说，很渴，却不想喝水，或者想喝水，喝了却不解渴，还胃腹胀，这种情况也属于水湿的症状。

大家可能以为口渴就是缺水，其实口渴也有可能是水喝多了，人体是智能的，一旦发现摄入了过多的水便会屏蔽吸收，这时候就会发生一开始喝解渴，结果在多喝几杯后反而又口渴了现象，而且越喝越渴，相信大家都有过这样的体会。听信"八杯水"排毒，或者喝水越多越好的理论，也会有湿证，中焦水湿囤积不气化的湿证，这都是大家比较容易陷入的误区。不运动是造成水湿的主要原因，宁愿看一天电视电脑也不愿出去活动一小时。有的人有眼袋就去动手术去眼袋，他们有没有想过，眼袋有可能是湿证造成了，以后身体好了，没有湿证了怎么办？所以很多整容的人最后都变形了，变得很恐怖。

3. 瘀血

最后是瘀血。瘀血重的人，面色晦暗，黄褐色，有的形体羸瘦，多吃也不胖，让人容易联想到"东亚病夫"的模样，并且消谷善饥，常感到饿，刚吃过一顿，结果又饿了，还以为这是身体好消化好的表现，这里我们就要注意一下，与脾胃功能好没有关系，还有容易忘事、情绪烦躁、抑郁波动大，睡前烦躁，皮肤容易瘙痒，腹部痞硬隐痛，大便颜色经常偏暗偏黑，都属于瘀血的症状。我们常常会在中年妇女的人群中见到大量的瘀血证：焦虑、脾气不好、抑郁、容易忘事，例如东西收拾起来了，结果回头找的时候又想不起来，一定说是别人拿的，争执不下，火冒三丈，诸如此类的事总是反复出现，身边亲人朋友真的是叫苦不迭。

其实，说自诊已经滞后了，只要知道这三种瘀堵发生的原因，将其杜绝，所谓经脉通，百骸理，人是不可能生病的。瘀血的产生主要和情绪有关，比如抑郁、好生气、性格内向，其次也跟过于操劳和房事过度有关，经期和产后失于调理，比方说食冷受寒和生气，也会导致顽固瘀血；水湿主要和不运动出汗少以及逼自己多喝水有关，跟思虑多也有关，所谓思伤脾，脾伤了，水液气化能力就弱了；食积主要和饮食不节制，滋腻厚味且不运动有关。

对付这三种瘀毒的食物和药材：

对付食积最好的是茶叶，不管是什么茶都能清解肠胃的瘀积，肠胃干净了，欲念就少了，心里就清净了，所以古来饮茶为修行人所推崇。食材里的山楂、红薯、香菜、芹菜、白萝卜也对化食积有效。多吃蔬菜，少吃米面肉食，也是能消食的，"蔬"者"疏"也，疏通之义。需要提醒的是，祛食积不可图一时之痛快用泻药，这样会伤害脾胃和津血，过后会更容易便秘。能用泻药的只有热性便秘，这要在准确辨证的前提下，切记中病则止，不可久服。很多人长期用泻药通便，结果不吃又便秘，而且对气血和脏腑功能的伤害很大。

对水湿有效的，食材里主要是各种豆类，比如黄豆、红豆、扁豆，还有薏米。生姜能驱脾胃寒湿，红豆绿豆薏米主要是除湿热，略苦的茶叶也能祛湿热。夏天潮闷湿浊的天气，寒热不那么明显的，在热开水里滴几滴藿香正气水，化湿浊的效果非常好。这种稀释的藿香正气水味道不难喝，因为里面主要是芳香类药材，所谓芳香化浊便是此义。药物里白术、苍术、白芷、藿香、佩兰、茯苓、豆蔻、茵陈、泽泻、猪苓都是祛湿的。

祛瘀血的食材里有菠菜、银耳、香菇、黑木耳、桂皮、八角、茴香；药物里有当归、川芎、阿胶、三七、夏枯草、丹参、丹皮、桃仁、水蛭等。食材药材都有寒热属性的不同，要根据自己的体质来选择。体质热用寒性的，体质寒用热性的。无论何种瘀毒，运动都有效，且有大效，食积和水湿自不必说，就便是瘀血证通过运动治好的例子也有很多。

三、通的动力是阳气，养生就是养阳气

通的动力是阳气，阳气就是生命力

平时所说的生命力是一种什么力呢？我认为"生命力"三字中最关键的是"生"字，"生"是无中生有，"生"是由小到大，"生"是发展成长，这里面的核心推动力就可以表达为阳气。生命就是一息真阳一息命，生命就是一团火。真阳不足就生病，真阳耗尽就没命。

身体哪里阳气不到，就会生出各种疾病；心里起动念阳气不到，就会滋生心理疾病；精神一刻没有信仰和追求，灵魂就会萎靡堕落！

万物生长靠太阳，生命生长靠真阳。阳气就是一切生发的动力，就是万物进化的动力，就是一个人能否有所作为的动力。身体要健康长

寿，靠阳气；心理要快乐开心，靠阳气；心灵要有寄托归属，靠阳气。平时我们强调的积极思维、正念、主动、阳刚、进取、努力、挺进、担当等，都是靠阳气推动。总之，身心灵的一切生发，无论用什么词表达，其本质都是阳气推动。

阳气和阴气的关系是什么？

一是阳主阴，阳领导阴，阳带动阴，而不是相反；二是在阴阳互动中，并不是阴阳各占百分之五十，一半对一半，势均力敌，互相制约；三是养生治病，主要从阳气入手，补阳、温阳、调阳、救阳、固阳，把阳气放在首要位置。否则，就不可能迅速把病治好，就起不到养生长寿之目的。

传统中医讲元气，元气怎么来的？也是由最初的中气转化出来的。最初，父母经血和合旋转，整合物质、信息和能量产生生命，产生最初的中气，即生命最初的元气。每个人的先天元气是有限的，是递减的。因此，小孩子的元气是充沛的，是纯阳的，是高浓度的，故气血旺盛，血脉流畅，充满生机与活力，喜运动，容易饥饿；老年人中气旋转缓慢，故血脉变缓，生命衰败，功能退化。

中气=后天脾气+先天肾气（元气一部分）=本气。中气出于元气，入于元气，元气是能量、信息、物质的中心，是个体重力场的中心，如宇宙之黑洞。常言道，人活一口气，人体运动的根本动力即是中气和元气。中气寄于脾胃，中气虚，则脾胃运化迟滞而纳差。大小肠亦属脾胃消化系统，中气弱，则降机弱，故便秘。

人体几乎所有的疾病，都可以归结为本气自病。

总的一句话，病因虽有多端，总根源只有一个，人身皮毛肌肉，经脉官窍，五脏六腑但有一处阳气不到，就是病，这个可以统摄所有病的主要病因。这个阳气：先天肾气，后天脾胃之气结合在一起的混元一气！

很难分清哪个是中气哪个是元气。肾气又称元阳，命门真火，生命的根基和原动力。所以易经讲：大哉乾元，万物资始！通俗讲：有了太阳才有了生命，阳气就是人身的太阳，从养生治病的经历来看：阳萎则病，阳衰则危，阳亡则死；所以救阳、护阳、温阳、养阳、通阳，一刻不可忘；治病用药切切不可伤阳。所以古人云：万病不治求之于肾。求之于肾就是救阳气。

我记得读傅青主时，一段话，治疗大出血之后怎么样来挽救，原话是"已亡之阴难以骤生，未亡之气所当急固。"大出血之后，损失的血不能马上生出来，但是一旦阴损及阳，阳气一散，这个人生命就终结了。所以说"已亡之血难以骤生，未亡之气所当急固"这是治病的要点。

再下来讲胃气，一般叫中气，先天肾气和后天中气的关系：后天无先天不生，先天无后天不立。内经：五脏皆禀气于胃。所以引申出重要的原则：有胃气则生，无胃气则死。古人比喻：脾胃如釜，肾气为釜底之火，肾气就是肾阳。所以《易经》对后天脾胃有载：至哉坤元，万物资生。所以一个先天，太阳是万物的开始，脾胃是保证人体生生不息的重要脏器，所以结论是厚德载物，这是赞扬脾土，后世治法补中土以溉四旁，中气运转，五脏得到保证，元阳就保住了。凡是脾胃病，假使理中不效，速用四逆，就是补火生土！中气伤犹可救，肾气伤，彭子益说：拔阳根，从根拔起，生命终结！

以上两点可以归结为：养生治病首先就得重视脾胃和肾。脾肾为人身两本，治病要以顾护两本为第一要义。明代张景岳所著《景岳全书》说，治病的时候，假使你错了，宁可错以误补，不可失于误攻，误补犹可解救，误攻则噬脐莫及（表示悔恨到了极点），从这话里可以体会这位老先生在临床中一定走过很多弯路，一定犯了好多错误，世界上百行百业难免错误，唯独我们医生不能错误，一旦错了就是以人的生命为代价！

所以，以上这几点我们要铭心刻骨，时时牢记，切切不可忘记，这就是治未病的思想！本来中医治病就是以本气为主，以人为本。不管任何病，本气强的，受邪从阳化热化实，本气虚的，从阴化寒化虚。中医治未病的思想，虽然是养生的大道，但治病的时候我们是始终遵循的一个道理。

阳气一到，百病自消

疾病只是瘀和堵，温度一到，各种瘀堵和酸痛就会自动消失。

人是环境动物，换言之也是温度动物。如果我们善于了解自然，顺应自然的话，再加上把握好人体各要塞开关的话，只要温度合适一切问题就迎刃而解啦！

我们的生命就在天和地之间发生着交换，我们的生命是父母给的，藏在肾中的是先天之精气，但光靠这个气还不够活、不够养，于是，我们还需要水谷之精华化成的气，还要加上从自然界吸入的清气，除了先天的，后天的气都是天地日月所生的，我们的生命就是在它们的生命里。

中医理论中关于气的主要功能是推动、温煦、防御和固摄。血液流动、津液的生成和运行，维持脏腑组织间的各种生理活动，都靠的是气。气无定形，气无处不在，气是功能性的，这很容易就可以换算成温度，正是因为温度到了，在一个合适的范围内，我们的身体就会被温煦，被推动。

当温度不够或是降低时，我们的身体就会淤阻，就会酸痛，疼痛常常都是因寒而致的，不论是四肢的关节疼痛，还是心痛、胃痛、腹痛、头痛等，都可以从寒上去思考。血液流速减慢，会出现滞涩、瘀堵，进一步降低，血液就会凝固，人就面临死亡。

是温度使血液能流动，并在我们的全身循环不已，所以，保持温度，什么方法可以保持温度，可以升温，就是好的方法，各种外治法，艾灸、热敷，泡脚或者是比较上乘的外调手法，都是在给身体加温，温热的、辛辣的食物，寒则加衣取暖，都是为了驱寒，保持我们身体里宝贵的温度。

身体暖和，我们的心才会感到温暖，生命才有春天，我们生命的潜能才可以被激发起来，才可以有阳光灿烂的日子。

四、疾病的本质是在呐喊"连接"和"爱"

真正的问题不是疾病本身，而是它所揭示出来的内在的瘀堵。

当你直面疾病，用你的心和灵魂去接受它，愿意倾听灵魂的声音，你就已经消除了部分的淤塞，虽然你还未精确地知道疾病要告诉你什么。通过你踏上这段内在旅程的意愿、耐心和决心，有一部分沟通已经重新建立了。

疾病起始于情绪体。疾病与健康，这是每一个人迟早都会遇到的问题。首先我想谈谈疾病到底是什么。一切疾病都起源于精神层面。我会通过区分你们的不同身体来对此做出解释：除了这个人人都能看得见的物质身体，你们也还有一个情绪体，一个心智体，还有一个灵性体。

疾病一般起始于情绪体，它在物质体里表现为有某些淤塞物。通常是心智体上的一些信念造成了情绪的淤塞，最后会表现为疾病。我这里说的是，那些根深蒂固的信念或思维惯性，它们一般是那些关乎你自己的对与错的信念。

1.评判会阻碍能量的流动制造瘀堵。

评判会真正地在你们的情绪能量系统中制造瘀堵。瘀堵出现的地方就是情绪能量无法自由流动的地方，在它显现为疾病之前，你还有足够多的机会可以将自己转化到一个情绪平衡的状态。

一般来说，你的情绪会告诉你自己的能量没有流动，一旦你注意到这些信息并尊重它，那些瘀堵就释放掉了。比如说，每次当你不得不做某事时，你都感到烦躁和愤怒，如果你去细致地体察这情绪，那么你就会发现它在告诉你：你正在强迫自己做那些不能真正表达你是谁、你想成为谁的事情。然而，如果你总是忽略自己的愤怒，强迫自己去做那些令自己不快乐的事情，那么这情绪就会转入地下。它会将自己从意识中隐藏起来，而在肉体中表达自己。压抑的情绪是希望引起你关注的能量。一旦它开始在肉体中表达自己，疾病就出现了。

2.疾病会提示你需要疗愈的地方。

一般来说，每种疾病都指向一个长期忽略的内在的情绪问题。而身体上的症状使情绪问题能够在另一个层面上为你所见，这实际上是在帮助你接触到这些瘀堵。从这个意义上说，疾病的症状或疼痛都是灵魂的语言，灵魂渴望自己的内部能够充分交流。当能量自由地流动并不断地自我更新时，灵魂是快乐的。而瘀堵则阻碍了能量的自由流动——那会使灵魂觉得沮丧。

因此，疾病有着提示的作用：它向你指出那些需要疗愈的地方。尽管疾病看起来是负面的——你被各种症状和疼痛所困扰，但我们应该把疾病看成一个讯息或指示。这样一来就比较容易与疾病合作，而不是抗拒它了。

3.身体是有智慧的。

灵魂通过很多种方式跟你交流，它最喜欢透过直觉对你讲话：包括微妙的情绪、预感和心灵低语等等。如果这种方式无法奏效，你就会被情绪所警告。情绪大声地讲话，它们明白无误地告诉你：你必须审视自己的内心，找到激起情绪反应的原因。任何时候只要你被情绪严重地困扰了，你都要找到它的原因和含义。只要你平静下来仔细倾听，灵魂就会告诉你答案。如果你抵抗，或者否认自己的情绪，灵魂就将通过身体来对你讲话。

身体是有智慧的，它不仅会对其吸收的物质（如食物和水）做出高度敏感的回应，它也会对你的情绪、感觉和思想做出同样敏感的回应。身体本是我们与灵魂之间的交流工具。它不只是供我们居住的躯壳，它还拥有一套聪明的运行机制，可以帮助灵魂表达和了解自身的问题。

了解疾病的精神含义是一个内在探索的旅程。

4.当灵魂以疾病的形式来表达自己时，你怎样才能明白它的语言呢？疾病显现的时候，你可能并不知道它在向你传递什么信息。事实上因为你否认情绪已经很长时间了，所以疾病要告诉你的确实不是显而易见。了解疾病的精神含义是一个过程，这是一个探索，是一段内在的旅程，借此你可以逐步恢复与灵魂的沟通。

为了踏上这段探索之旅,首先你必须接受自己的病患。

通常你对于疾病的最初反应是否定和抗拒的。由于疾病让你害怕,所以你希望它消失得越快越好。你害怕衰弱、缺陷和最终的死亡。一旦身体衰弱或患病了,恐慌就紧紧地抓住了你,这妨碍你从一个更为宽广的视野去看疾病。你可以把它看成是另一种光,看成是一个改变的信号,或者是看成一个去取回丢失的珍贵礼物的邀请。

真正的问题不是疾病本身,而是它所揭示出来的内在的瘀堵。当你直面疾病,用你的心和灵魂去接受它,愿意倾听灵魂的声音,你就已经消除了部分的淤塞,虽然你还未精确地知道疾病要告诉你什么。通过你踏上这段内在旅程的意愿、耐心和决心,有一部分沟通已经重新建立了。

5.疾病此刻来到你的生活里绝非偶然。

然而,接受和拥抱疾病对你来说并不容易。你可能发现自己对它会产生排斥、愤怒或绝望的情绪,因此你无法听见疾病想告诉了你什么。但通常来说,疾病在你身上的表现就是一个很大的提示。那些对身体的限制,就如同一束光照亮了原本的黑暗之处。你对自己足够温和和宽容吗?你能真正地照顾好自己的身心所需吗?疾病通常会带来这些问题,而面对和接受这些问题所引发的情绪也是治疗过程的一部分。

要真正地开始治疗,你必须全然地接受疼痛、不适、焦虑、愤怒和安全感的缺失。你必须看着它,对它友好,向它伸出你的双手。它是来寻求你的疗愈的。疾病不是必须要尽快除掉的东西,它在此刻来到你的生活里绝非偶然。

如果你忽略身体的语言,一直抗拒疾病,你将很难明白疾病的精神本质和意义。因为有太多的愤怒和恐惧围绕着它。只有当你能够面对疾病,面对疼痛和不适,面对你的恐惧和厌恶,你才真正达到了内在的自由。拥抱它们吧,然后心平气和地问:你们想告诉我什么?

6.你才是自己身体的创造者。

生活中,针对健康长寿的生活模式有着各种各样的规定和标准,然而这些格式化的观念跟灵魂之路没有任何关系。灵魂之路是非常个体化的。因此,为了找出身体遭受病患或疼痛的真相,你需要以非常私人化的方式去调整自己，抛掉所有一般化的标准和规则，在内心深处寻求自己的真相。

这对你而言是个巨大的挑战。因为你被疾病中的恐惧和恐慌紧紧抓住了，所以你会匆忙地去求助于外部的权威寻求建议和安慰。他可能是一个医生，也可能是一位非传统治疗专家，基本上这没有什么区别。重要的是你出于恐惧放弃了自己的责任，而倾向于把它交付给别人。

当然，聆听专家的建议并无过错，并且通常也是明智的。但你需要把这份知识带进内心，用你自己的心去衡量，体会这个建议是否跟你有共鸣。只有你才是自己生活的创造者，是你身体的主人。只有你才知道什么东西对身体是最有好处的。从根本上说，你才是自己身体的创造者。

7. 与身体对话会让你感到快乐。

疾病代表了阻塞的情绪，其中的一部分情绪超出了你们的意识范畴。因此，理解疾病或症状所表示的含义并不总是容易的。需要深入内心，彻底地审视自己，逐渐了解它想要告诉你什么。

恢复与身体的密切关系是需要练习的。它不会自动地出现，所以也别轻易放弃。当你没完没了地抱怨时，试着再次审视这些抱怨吧。放松一会儿，然后用平和的念头扫过身体患病的地方，请求病痛以一个活的生命体的形式出现，以便你能跟它交谈。请求它显现为一个动物、孩子或人的模样，或是请求它显现为一个指引——无论以什么形态。运用你的想象吧！想象力是一个珍贵的工具，它可以发现灵魂里最深的震颤。

如果你这样做了，当身体以图像或感觉来回答你时，你会觉得快乐，你会为那失而复得的亲密关系而感到幸福。身体对你讲话了，它恢复了交流者的角色！这真的是一个突破。一旦你知道你可以从内在了解自己的身体，并且只有你才能这样做时，你会更加自信。而自信又会使你更容易领悟疾病的语言。它也能令你在收到内在答案时，不会因其不符合社会的普遍观念而推开它。在任何情况下与自己的身体保持亲密都是非常可贵的，尤其是在生病或苦恼之时。

让身体讲话的途径是爱。关键是要逐步理解疾病的意义，只有理解它，它才会转变，情绪淤塞才可以消除。这就是治疗过程的运行机理：不是以这样那样的方式来与疾病抗争，而是像朋友一样接纳它——它想给你指出正确的方向。因为疾病给你带来了恐慌和苦恼，所以要理解这一点并不容易。但是接受与理解疾病才是治疗的真正途径。疾病想要带你回家。

五、自然排瘀疗法：世界上根治疾病最好的方法

从人体结构上讲，只要血液循环畅通，我们的身体就不会生病，也不会死亡。随着年龄的增长，身体开始老化，肝肾等脏器功能衰竭，血栓阻塞血管，血液循环不畅，造成高血压、心脏病、头痛、腹痛、颈椎病、腰腿疼、关节炎等疾病。疾病的差异只是在于血栓阻塞的血管位置不同。人体最大的弱点是随着年龄的增长，自身无法消除逐渐增多的血栓。

自然排瘀疗法就是人为地消除人体自身无法消除的血栓，使血液循环畅通，恢复原有的脏器功能。血液中毒素达1000多种，而70多种疾病与血毒有关。我们现在吃的食物中很多都有农药残留成分、防腐剂，还有重金属化学物质污染。这些都严重危害人们的身体健康。

癌症的发病率也越来越高。而人们却从未想到要消除产生疾病的根源，那就是使我们的血液清净。只要血液清净、血液循环畅通了，就不会得高血压、糖尿病、中风甚至老年痴呆症等疾病。血液清净，万病可除。

中医讲不通则痛，血液不通，血液到达不了的地方就会造成局部细胞缺乏营养，而细胞缺乏营养便会产生病变、死亡，从而形成堵塞血管的瘀血。瘀血就是血管中黏附的不流动的、坏死的变成垃圾的血。越是寒冷阴雨天气血管堵得越严重，就更加疼痛，这便是颈肩腰腿痛等各种疼痛疾病产生的原因，更是各种慢性疾病的主要诱因。自然排瘀疗法也

叫刺血疗法、净血疗法、泻血疗法。它是在中医基本理论指导下，采用专用工具、利用负压原理，在人体末端毛细血管最易瘀阻的病变部位排出瘀血、寒滞和毒素，使血液清净、气血循环畅通，再通过强化供给细胞营养，各器官就能得到修复，增加造血功能，从而改变人体内环境，把五脏六腑调理平衡，从而达到根治疾病的目的。

自然排瘀疗法是世界上根治疾病最好的方法。它源于中国中医针灸刺络疗法，它历史悠久、源远流长，而且广泛流传于民间。刺血疗法在国外也得到广泛应用和发展。

经过几十年的临床实践，自然排瘀疗法可以治愈人体很多常见病和疑难杂症，且疗效快、治愈率高，不易反弹，无任何副作用。它可有效治疗各种慢性疾病。如颈肩腰腿痛、关节炎、腰椎间盘突出、高血压、低血压、各种慢性头痛、肠胃炎、肥胖症、感冒、咳嗽、哮喘、慢性疲劳、脱发、视力减退、黑斑、各种皮肤病、忧郁症、记忆力减退、失眠、妇科病、前列腺炎等。定期排瘀更具美容、减肥和保健功能，效果迅速。长期排瘀加上营养的充分补充，将使您的身体永远保持青春和健康，长寿将不是梦想。都快来加入排瘀的行列吧，您将拥有健康！

六、疏通瘀堵，才能健康长寿

一个木桶能装多少水，取决于最矮的那个木板之长短。而一个人的寿命，则取决于最早报废的那个系统。

系统之所以报废，不是损伤，那就是瘀堵，是身体中血液、淋巴、能量、水谷、信息等输送通道的瘀堵。

瘀堵主要就在于微循环的瘀、堵。

微循环都是处于身体的外端和远端，这些地方先形成瘀、堵，慢慢再向里蔓延。如果每年瘀、堵百分之一，人到了五十岁的时候，微循环瘀堵大概达到50%（一半以上），这时候人体开始走向快速衰老。而到了七八十岁的时候，微循环瘀堵到70%～80%，基本只有人体的中间部位循环畅通，四肢和远端的微循环都基本不行了，人的生命也就快到了尽头了。

解决瘀堵的最好办法，就是汗法。这是汉代张仲景确立下来的。《黄帝内经》有十三方，到张仲景的时候，已经有250方了，而明朝《普济方》则收集了六万多方。

方子多了，人们反而无所适从。十个手指按着十个跳蚤，是一个也捉不到的。没有重点，就没有下手处。

科学的道路总是由简到繁，又由繁返约。大道至简，以不变应万变，是中国人的传统。

七、养生药酒，巧化"瘀"

气血瘀堵，人体的全身经络便开始出现阻塞，各处运行交而不通，身体易出现各种症状。那气血不通究竟该如何改善呢？2016年1月3日，北京中医药大学高思华教授来到由无限极健康食品独家冠名播出的CCTV-10科教频道《健康之路》节目，教你如何通过泡制养生药酒活血化瘀，从而促使血液循环畅通。

判断一个人是否健康，首先看脸，面色红润，神采奕奕说明人体健康。中医认为三百六十五络，其气血皆上注于面，也就是说，全身脏腑的功能协调了，人的气血才能上达于面。因此，面色是反映人体气血通畅不通畅、充足不充足最敏感的部位。当人体面色发暗，则说明体内有瘀，血液不能更好地滋养面部，面部就容易发暗发干。另外，当身体有瘀时，人体还容易出现黄褐斑、老年斑，甚至产生身体疼痛、手脚发麻等表现。

一般而言，瘀堵气血会使身体整个的代谢过程减弱，血液循环不畅，无法清除血液中的脏东西从而形成瘀血，危害人体健康。中医认为，酒具有补气、补血、温通经脉的作用，对于有瘀的人，建议选择活血化瘀的药酒，促使血液循环更加顺畅，帮助人体找回光彩好气色。

1.三花驻颜酒

身体有瘀，面色发暗，适合喝三花驻颜酒，三花驻颜酒中的"三花"指的就是桃花、玫瑰花、合欢花。桃花能扩张血管，疏通脉络，润泽肌肤，改善血液循环，促进皮肤营养和氧供给；玫瑰花入肝脾经，有理气活血、化瘀止痛的功效；合欢花具有养心凝神、滋阴补阳的作用。心主血脉、其华在面，意思是把心神养好之后，面色就会自然变得红润。因此，桃花、玫瑰花、合欢花三花配伍是最佳的祛瘀、养颜组合。用低度白酒泡之，男女皆可饮用。

2.丹参是缓解胸闷胸痛的常用中药

血液的运行靠气的推动，称气为血之帅。如果一个人的气不通畅，便会影响血液的正常运行。气郁结，血便不通，不通则痛。因此生气容易堵住血管，造成身体疼痛。尤其是，胸胁部的疼痛最明显。

气滞血瘀，往往和精神压力大关系最为密切。有些老年人经常会觉得心慌、胸闷、甚至胸疼，这是由于气机不畅，造成了暂时性的血液运行不畅而出现的症状。生气伤身，所以老年人养生忌讳生气。

中医认为，缓解胸闷胸痛的泡酒药材首选丹参。《本草便读》记载："丹参，功同四物，能祛瘀以生新，善疗风而散结，性平和而走血……虽有参名，但补血之力不足，活血之力有余……"，丹参活血祛瘀，常常被用于治疗胸腹刺痛，心绞痛等症，是日常生活中治疗心脏疾病常用的中药材。

3.舒心活血酒缓解胸闷、胸痛

舒心活血酒可有效缓解胸闷胸痛等症，泡制药材包括丹参、川芎、赤芍、当归。川芎，气香升散，活血行气。古人评川芎能"上行头目，下行血海，中开郁结，旁达四肢"，所以它是治疗各种血瘀疼痛的要药。在家庭自制药酒时，最好用陶或瓷做的器皿，药与酒的比例为1∶10。酒的浓度也有讲究，中医认为泡酒的酒精浓度起码50度以上，根据不同药材的属性泡制，一般花类药7天，根类药15天，动物药30

天。另外,要注意每次饮用舒心活血的量,以不超过半两最佳。

4.养血通络酒可缓解手脚发麻

身体有瘀,手脚麻木,可泡制养血通络酒。养血通络酒由鸡血藤、枸杞子、生地等药材组成。老年人的手脚麻木是由于气血不通导致手胀发疼,这种情况的血瘀,多由气虚造成。血虚不能化气,气虚不能行血。因此,解决这个问题,既要活血,也要补血。《本草纲目拾遗》记载:"鸡血藤最活血,暖腰膝,已风瘫。"可见鸡血藤活血通络的效果之佳。

事实上,鸡血藤兼具活血通络以及养血之功效。在《饮片新参》中就有关于其养血的记录,鸡血藤"去瘀血,生新血,流利经脉,治暑痧、风血痹症。"因此,患中风偏瘫、颈椎病的人也可利用鸡血藤来缓解。

然而,并非所有的中风后遗症都适合喝药酒。中风一般有两种情况,一种是出血性的中风(脑出血),一种是瘀血性的中风(脑梗)。无论哪种情况,都和"瘀"有密切的关系。需要警惕的是,在脑出血患者初期阶段不宜喝药酒。当出血止住以后,经过一段时间的治疗,方可在医生的指导下化瘀活血。建议脑出血的人平时生活要注意营养的补充,饮食应该清淡,避免辛辣刺激油腻以及生冷不易消化的食物,同时要补充维生素,多吃水果蔬菜。

5.中风后恢复期的人可用三七活血化瘀

三七,又名参三七,主要是针对血液方面的疾病及保健功能。三七能活血化瘀,消肿止痛,有效治疗跌打疮伤。《本草纲目》记载:"三七止血,散血,定痛。",在《玉楸药解》中也可看到三七止血化瘀的相关记录:"三七和营止血,通脉行瘀,行瘀血而敛新血。"

经科学研究并通过临床试验证明,三七与人参一样,含有四环三萜等补养成份,而且比人参含量还高。另外,三七所含的酮类化合物,能促进血液循环,扩张冠状动脉,降低心脏耗氧量,减轻心肌工作负担。故中风后恢复期的人可使用三七来活血化瘀。

6.心梗或脑梗后恢复期的人适合喝三七化瘀酒

三七泡酒甚有讲究,由于三七个头大,质地坚,因此,三七切片泡酒更能发挥药效。此外，三七搭配红花泡酒，活血化瘀、通经止痛的效果更佳。

红花质地较轻，三七比较致密，因而三七化瘀酒的具体配比是三七200克，红花10克，赤芍50克，用纱布包起来，加入1000毫升的白酒，7天后即可服用，每日饮用量以不超过10毫升为最佳。三七化瘀酒能有效帮助心梗、脑梗后恢复期的人温通血脉。

除了泡酒之外，无限极怡瑞胶囊以丹参、三七等化瘀药材为主要原料制成，具有辅助降血脂、避免身体瘀堵、保障身体机能运转的保健功能。